먹으면 **약**이 되는
음식보약 250가지

음식보약으로 질병에 걸리지 않는다

먹으면 약이 되는
음식보약 250가지

김달래(김달래한의원 원장) 지음

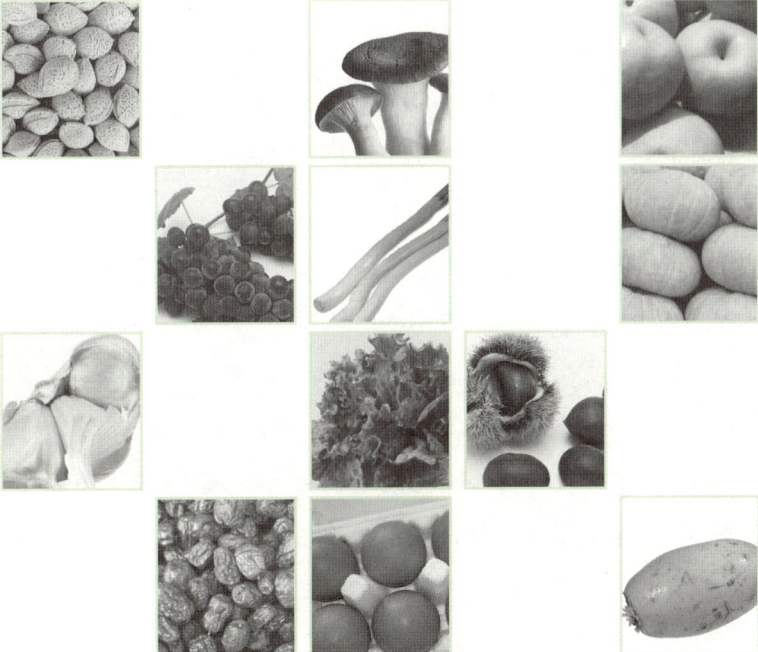

중앙생활사

우리나라 국민들의 평균수명이 80세를 돌파하고, 50세가 된 여성들의 34%가 90세까지 살게 되는 현실(보건복지부 발표 2010년 국민건강조사 결과)에서 제대로 된 음식은 건강유지와 증진에 필수불가결한 요소가 되고 있다. 특히 선천적으로 약한 몸을 타고난 사람이나 기력이 부족한 사람은 자신의 체질과 몸 상태를 잘 파악하고 음식을 선택할 필요가 있다.

각각의 개인이 먹는 음식습관은 자라온 환경과 밀접한 관계가 있고, 어떤 음식에 대한 기호나 기피하는 경향은 그 가족들이 먹어온 관습에 영향을 받게 된다. 그렇기 때문에 음식에 대한 정보는 재산이나 교육만큼 중요한 요소로 인식되고 전승되어야 한다.

우리가 매일 먹는 음식 가운데는 도라지나 더덕, 차조기, 율무, 밤, 연밥, 다래, 생강, 대추처럼 한약재로 사용되는 재료가 상당히 많다. 《동의보감》이나 《향약집성방》에도 수백 가지의 음식재료가 한약재로 같이 이용되고 있고, 옛날 서적에 보면 '약으로 몸을 보하는 것보다 음식으로 몸을 보하는 것이 더 좋다(약보불여식보 : 藥補不如食補)'라는 말이 전해져 왔던 것이다. 또한 '약과 음식은 그 뿌리가 같다(약식동원 : 藥食同源)'란 말도 심심찮게 들어왔다.

우리 선조들은 철이 바뀔 때나 특별한 행사가 있을 때마다 몸이 필요로 하는 재료를 선택해서 색다른 음식을 만들어왔고, 이런 전통은 현재까지 이어져 오고 있다. 정월 대보름날의 오곡밥과 나물, 삼복더위의 삼계탕, 추석날의 송편, 동짓날의 팥죽 등은 제대로만 이용하면 몸을 건강하게 만들어주는 약식이 될 수 있는 음식들이다.

　이런 점에 착안하여 필자는 오래전부터 음식도 잘만 이용하면 보약 같은 효과를 발휘할 수 있고, 자신의 체질과 몸 상태를 제대로 파악하고 음식도 적극적으로 먹어야 할 것과 피해야 할 것이 있다는 주장을 《체질 따라 약이 되는 음식》이나 《질병 따라 먹는 음식보약》 《먹을수록 건강해지는 밥과 죽》 등의 서적을 통해 알려왔다.

　이번에 《질병 따라 먹는 음식보약》을 《먹으면 약이 되는 음식보약 250가지》로 새로 펴내게 되면서 현 시대가 요구하는 건강한 삶을 회복하는데 반드시 필요한 음식들을 보기에도 좋고 이해하기 쉽도록 편집하였다.

　아무쪼록 이 책을 통해 우리 국민 모두가 보다 건강하고 행복한 삶이 되는데 하나의 보탬이 되기를 기원하며, 어려운 출판 여건 속에서도 새로운 판을 준비하신 중앙생활사 김용주 대표님께 감사를 드린다.

김달래

| 차례 |

1 소화기 질환에 좋은 음식보약

구토 · 17

칡뿌리죽 | 인삼죽 | 3가지 즙으로 만든 음료 | 생강엿 음료 | 비파 음료 |
빈랑 음료 | 엿기름산사육 음료 | 참마반하탕

식체, 소화불량 · 24

무설탕죽 | 모란죽 | 참마 율무죽 | 밤죽 | 엿쌀죽 | 사인죽 | 무 씨앗죽 |
양고기죽

변비 · 30

아욱된장국 | 차조기삼씨죽 | 쇠비름죽순볶음 | 목이버섯탕 | 우유밀전병 |
신선한 상추 | 목이버섯참깨차 | 연 잎사귀 연뿌리 숙주나물 볶음 |
아욱죽 | 콩나물 볶음 | 호두살구전병 | 꿀참기름탕

설사, 이질 · 38

쇠비름죽 | 쇠비름녹두탕 | 달걀죽 | 기장죽 | 녹두죽 | 달걀떡 | 감가루죽 |
붕어죽 | 근대죽 | 붕어 수프 | 생강부추우유 수프 | 백편두죽

2 호흡기 질환에 좋은 음식보약

감기 · 49

파생강차 | 패모죽 | 파뿌리약전국탕 | 쌍화차 | 형방녹차 | 4가지 씨앗죽 |
도라지감초차 | 방아풀 음료

가래 · 56

백살떡 | 2가지 신선한 음식의 음료 | 붕어곶감탕 | 호두산사육 음료 |
동충하초닭 냄비요리 | 뽕나무 살구씨 음료

기침 · 62

무 양고기탕 | 천화분죽 | 구운 배 | 은행 넣은 오리 찜 | 생강탕 |
살구씨와 붕어탕 | 백합살구씨죽 | 유자 친 닭튀김

〈읽고 가는 페이지〉 **한약 차 제대로 만들고, 제대로 마시기 · 70**

3 비뇨 · 생식기 질환에 좋은 음식보약

임질 · 75

동마자죽 | 아욱죽 | 느릅나무껍질 수제비 | 질경이국 | 포도 달인 물 |
오리고기국 | 파죽

소변 이상 · 80

팥 잎사귀국 | 양두음 | 검은 콩을 넣은 붕어탕 | 동아탕 | 녹차 달인 물 |
원추리뿌리 음료 | 옥수수 수염과 질경이 음료 | 과루근동아탕

부종 · 86

잉어국 | 콩 달인 물 | 가물치팥물 | 율무죽 | 팥죽 | 호박물 |
옥수수 수염 달인 물 | 띠뿌리죽

양기부족 · 92

양의 콩팥국 | 암탉고기죽 | 구기자 잎사귀죽 | 참새고기죽 | 돼지콩팥죽 |
토사자 음료 | 양고기 음양곽 볶음 | 호두죽 | 부추양고기 물만두 |
육종용양고기죽 | 부추죽 | 양의 콩팥탕

4 근육·골격 질환에 좋은 음식보약

다리 통증 · 105
양의 등골뼈국 | 양의 콩팥 만두 | 매실씨앗죽 | 쇠무릎죽 | 두충국 |
보신탕 | 모과탕 | 양의 족발 국수

요통 · 112
양의 등골뼈국 | 돼지 위 볶음 | 두충 콩팥요리 | 구기자 돼지머리 곰 |
참마 돼지콩팥 썰이 | 구기자 돼지고기 볶음

골다공증 · 118
모과탕 | 율무죽 | 암소오줌

옆구리 통증 · 122
재스민 음료 | 엿기름청피 음료

5 눈·코·입 질환에 좋은 음식보약

눈이 아플 때 · 127
대나무 잎죽 | 눈을 맑게 하는 음료 | 국화 산사 결명자 음료 |
원추리 쇠비름 음료 | 머리와 눈을 맑게 하는 음료 | 현삼과 돼지간 볶음

야맹증 · 134
닭간국 | 돼지간으로 만든 국 | 된장양의 간 볶음 | 동물의 간죽

코피날 때 · 138
익모초즙죽 | 두부석고탕 | 무즙 | 원추리 띠뿌리 음료

입이 마를 때 · 142
사탕수수 음료 | 정향매실탕 | 인삼귤껍질탕

6 어린이에게 좋은 음식보약

어린이의 초기 감기 · 149
이붕고 | 살구씨죽 | 생강 파뿌리 음료 | 뽕나무 국화 박하 음료 |
금은화 박하 음료 | 생강차조기 음료 | 참기름 음료

밤에 우는 어린이 · 154
흰쌀파죽

오줌싸개 어린이 · 156
산수유죽 | 가시연밥복령죽 | 닭창자떡

어린이의 심한 기침 · 160
이초고 | 살구씨 맥문동 음료 | 복령 연뿌리 음료 | 살구배 음료 |
호박 쇠고기 곰 | 패모죽

어린이의 발열 · 164
배죽 | 대나무 잎사귀죽 | 우엉죽 | 마른 칡죽 | 칡가루탕 | 감두탕

놀란 다음 경기를 하는 어린이 · 170
석고죽 | 어미돼지 젖 | 죽순 볶음

밥을 먹지 않는 어린이 · 174

사인 돼지밥통 곰 | 돼지고기 으깸 | 초과 돼지갈비 곰 | 쇠고기포 |
인삼대추밥 | 연밥돼지밥통 썰이 | 양고기죽

7 성인병에 좋은 음식보약

중풍 · 185

연밥죽 | 구기자죽 | 인삼죽 | 솔잎죽 | 마죽 | 콩죽 | 형개죽 | 칡수제비 |
마늘조림

당뇨병 · 192

생강즙 | 순채나물 | 오디즙 | 구기음 | 행락죽 | 갈대뿌리음자 |
시금치뿌리죽 | 돼지췌장탕

고혈압 · 198

국화녹차 | 강압차 | 국화 닭고기 편육 | 천마와 돼지뇌 졸임 | 메밀국수 |
결명자죽 | 미나리죽

동맥경화증 · 204

목이버섯탕 | 옥수수가루죽 | 버섯탕

협심증, 관상동맥질환 · 208

녹두죽 | 부추죽

8 여성에게 좋은 음식보약

생리불순 · 213
복숭아씨 오징어 달임 | 신선한 굴 데침 | 두부설탕탕 | 목단꽃죽 |
양고기생강당귀탕 | 홍화찹쌀죽 | 둥글레 돼지다리 구이

생리통 · 218
쑥죽

입덧 · 222
갈대뿌리죽 | 양고기수제비 | 맥문동죽 | 굴죽여 음료

임신 중 하혈 · 226
막걸리 달걀노른자위 수프 | 잉어탕 | 찹쌀아교죽 | 붉은닭수제비 |
지황죽 | 연 잎사귀 달임 | 잉어죽

자연유산 · 232
물고기국 | 하수오좁쌀죽 | 인삼좁쌀죽

여성의 부종 · 236
잉어탕 | 늙은 호박죽 | 황기 잉어 구이 | 닭 곰국 | 황기 농어곰

모유 부족 · 242
연어좁쌀죽 | 돼지족발죽 | 붕어탕 | 상추씨앗죽 |
가물치 계란 흰자위 수프 | 돼지족발 수프 | 원추리 돼지족발 곰 |
땅콩 돼지족발 곰

냉, 대하 · 248
은행알연밥죽 | 설탕둥글레탕 | 오골계죽 | 가시연밥만두

〈읽고 가는 페이지〉 **산후 조리, 이런 점을 조심하세요! · 252**

9 다양한 증상에 좋은 음식보약

불면증 · 259
산조인죽 | 좁쌀용안죽 | 인삼죽 | 인삼시금치 만두 | 원지연밥죽 | 호두죽

땀을 많이 흘림 · 264
황기죽 | 황기닭죽 | 기운을 보강하는 죽 | 인삼연밥탕

어지럼증 · 268
인삼대추탕 | 시금치죽 | 시금치를 넣은 돼지간탕 | 무떡 |
대추목이버섯탕 | 연밥용안죽

더위 먹음 · 272
녹두호박탕

잘 놀라거나 가슴이 두근거림 · 274
돼지콩팥 | 쑥경단

수험생의 심한 건망증 · 277
총명탕 | 머리를 맑게 하는 음식 | 귀비탕 | 공자대성침중방 | 주자독서환 |
장원환 | 우황청심원

치질 · 286
복령미숫가루 | 뽕나무버섯찌개 | 멧돼지고기구이

피부질환 · 290
파 흰 밑 즙 | 아욱무침 | 계란떡

잠이 많음 · 294
율무밤 달인 물

부록 | 체질에 따른 특징

태음인 · 299
  외모로 보는 태음인 | 성격으로 보는 태음인 | 건강으로 보는 태음인

소음인 · 305
  외모로 보는 소음인 | 성격으로 보는 소음인 | 건강으로 보는 소음인

태양인 · 310
  외모로 보는 태양인 | 성격으로 보는 태양인 | 건강으로 보는 태양인

소양인 · 313
  외모로 보는 소양인 | 성격으로 보는 소양인 | 건강으로 보는 소양인

혼자 할 수 있는 체질감별법 · 317

참고문헌 · 318

소화기 질환에 좋은 음식보약 **1**

　음식을 먹는 건 사람이 누릴 수 있는 큰 즐거움 중의 하나이다.
그런데 소화와 배설에 문제가 있으면 먹는 일이 그리 즐겁지 않게
될 뿐만 아니라 제대로 영양이 공급되지 않아 건강에도 큰 문제를
일으키기 마련이다. 비위의 기운이 약하면 음식을 잘 소화시키지
못하고, 음식의 기운이 부족하면 배가 끓고 설사와 묽은 변을 계
속 보기 때문에 모든 장기의 기운이 떨어지고 살이 빠지며, 온갖
병이 모여든다.

　'음식을 먹어야 온갖 뼈마디가 살찐다.' 라고 하는 장자의 말은
바로 음식을 잘 먹고 잘 소화시키는 것이 건강의 기본임을 말하는
것으로 이해할 수 있을 것이다.

　그런데 이렇게 소화에 문제가 생겼을 경우 우리는 지나치게 약
물로 해결하려는 경향이 있어 안타깝다. 『천금방』에서는 '대체로
소화기 질환의 병을 치료하자면 우선 음식으로 치료해 보고 그래
도 낫지 않으면 다음에 약을 쓴다.' 라고 하였다. 그러니 자칫 잘
못 써서 오히려 건강을 해칠 수 있는 약을 쓰기에 앞서 쉽게 구할
수 있는 음식으로 먼저 다스려 본 뒤에 약을 쓰는 것도 몸의 병을
다스리는 지혜가 아닐까 한다.

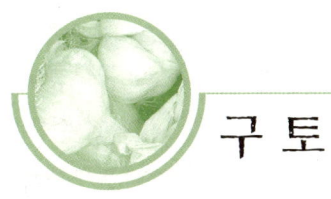 구 토

보 통 구토는 비위가 허약하거나 예민한 신경으로 말미암아 생리적으로 내려가야 할 위의 기운이 거슬러 올라가서 생기는 현상으로 설명할 수 있겠다.

구토는 소위 '구역질'이라고 하는 불쾌감이 생기면서 호흡이나 맥박의 이상, 침 분비량의 증가, 식은땀 등의 증상이 먼저 나타난다.

구토를 일으키는 기관의 질환으로는 위 질환, 신장 질환 등이 있고 각 기관에 따른 질환과 원인은 다음과 같다.

구토를 일으키는 질환 중 위(胃) 질환으로는 급성위염, 위암, 위궤양 등이 있다. 특히 위암, 위궤양의 경우는 음식 찌꺼기와 함께 커피 찌꺼기 같은 것이 토사물에 섞여 나오는 수가 많다. 이것은 출혈한 혈액이 위 속에서 화학적 변화를 일으켰기 때문이다.

장 질환 중에서는 급성장염, 급성장폐색, 장간막혈전증(腸間膜血栓症) 등에서도 구토 증상이 일어나고, 급성충수염(急性蟲垂炎)의 경우에도 초기에 반사성 구역질이나 구토 증상을 보인다. 장의 내용물 토출을 토분(吐糞)이라 하는데 장폐색증의 특유한 증세이다. 그 밖에 담석증, 급성췌장염, 급성간염, 요관결석(尿管結石) 등에 의해서도 구토가 일어난다.

또 신장 질환에서 구토가 빈발하는 경우는 중추성이나 요독증(尿毒症)으로 인한 것일 수 있다.

뇌종양, 뇌출혈 등도 두통과 함께 구토를 하는 경우가 많으며 특히 뇌종양의 경우는 구역질이 없는 것이 특징이다. 뇌염, 수막염(髓膜炎), 이질(痢疾) 등의 감염증에는 전구증세(前驅症勢), 초발증세로 나타난다.

그 밖에 입덧이나 대사이상(代謝異常), 일산화탄소 등의 중독을 비롯하여 물리적 원인으로 볼 수 있는 차(車) 멀미나 배 멀미, 고산병(高山病), 인두(咽頭)의 기계적 자극 등을 들 수 있다.

치료 방법으로는 원인과 원병(原病)의 제거, 위점막의 마비와 장관(腸管)의 진경(鎭痙), 구토 중추의 진정, 정신요법, 탈수증 등 속발증(續發症)의 치료, 영양보급 등이 있다.

그렇지만 갓난아이나 어린이가 젖이나 우유를 자꾸 토하는 것은 대개의 경우 병리적인 것이 아니므로 크게 염려하지 않아도 된다. 아이들은 아직 위의 발육이 완전하지 않아 길이가 짧은 둥근 모양을 하고 있어서, 용을 쓰거나 화가 나서 조금만 기운이 위로 치밀어 오르면 곧 토하는 경우가 많기 때문이다. 다만, 평소에는 잘 토하지 않던 아이가 갑자기 자주, 심하게 토할 경우에는 전문의의 진찰을 받아보는 것이 좋다.

구토를 할 때 몸이 튼튼한 경우에는 토하는 것이 급하고, 그 내용물도 많으나, 몸이 약한 경우에는 오히려 냄새도 상하지 않고 그 내용물도 적은 것이 특징이다.

칡뿌리죽

⊙ **음식재료** 생 칡뿌리 100g, 좁쌀 2홉, 멥쌀 1홉.

⊙ **만드는 법** ① 생 칡뿌리를 깨끗이 씻어서 잘게 썬다.
　　　　　　② 칡뿌리와 좁쌀을 물 2000cc에 넣고 달여서 1000cc가
　　　　　　　되면 찌꺼기를 버린다.
　　　　　　③ ②에다가 멥쌀을 넣고 죽을 쑨다.
　　　　　　④ ③에다가 생강즙과 꿀을 조금 넣어서 따뜻한 상태에서
　　　　　　　먹인다.

⊙ **적응증** 어린이가 토하면서 가슴이 답답하고 열이 나는 경우에 먹
　　　　　이면 좋다. 몸에 열이 많은 태음인 아이에게 좋다.

 인삼죽

⊙ **음식재료** 인삼, 복령 각 30g, 맥문동 40g, 좁쌀 1/2홉.

⊙ **만드는 법** ① 인삼, 복령, 맥문동을 물 1500cc에 넣고 달여서 반 정
　　　　　　　도로 줄면 찌꺼기를 버린다.
　　　　　　② ①에다가 좁쌀을 넣고 죽을 쑨다.
　　　　　　③ ②에다가 파나 생강을 조금 넣어서 죽을 완성한다.
　　　　　　④ 따뜻한 상태에서 먹인다.

⊙ **적응증** 어린이의 배와 장이 차갑고 허해서 토하거나 설사를 할
　　　　　때, 잘 놀라서 울 때 먹이면 좋다. 몸이 찬 소음인, 태음인
　　　　　아이에게 좋다.

3가지 즙으로 만든 음료

◉ **음식재료** 맥문동 10g, 생지황 15g, 연뿌리 200g.

◉ **만드는 법** ① 맥문동, 생지황, 연뿌리를 따로따로 씻어서 잘게 썬다.
    ② ①의 음식재료를 한꺼번에 냄비에 넣고 물을 적당하게
      넣어 40분 정도 끓인다.
    ③ 그 다음 찌꺼기를 버리고 국물을 따뜻할 정도로 식힌다.
    ④ 나누어서 마신다.

◉ **적응증** 몸에 열이 많아서 목구멍이 마를 때, 음식을 삼키기 곤란
    할 때, 구역질할 때, 토할 때 먹으면 좋다.

 ## 생강엿 음료

◉ **음식재료** 생강 10g, 엿 30g.

◉ **만드는 법** ① 생강을 깨끗이 씻어 눌러 부순다.
    ② 생강을 엿과 함께 찻잔에 넣고 끓는 물을 부어서 10분
      동안 둔다.
    ③ 바로 마신다.

◉ **적응증** 비위가 허약한 사람, 차가운 음식이나 음료수를 먹고 토하
    거나 설사할 때 먹으면 좋다.

비파 음료

◉ **음식재료**   비파 잎사귀 15g, 신선한 갈대뿌리 10g, 흰 설탕 25g.

◉ **만드는 법** ① 비파 잎사귀의 섬모를 제거한 다음 잘라서 실처럼 손질
　　　　　　　　해 놓는다.
　　　　　　　② 신선한 갈대뿌리를 씻은 다음 작게 빻아 놓는다.
　　　　　　　③ 위의 두 약재에 적당한 양의 물을 넣고 15분 정도 끓인
　　　　　　　　다음 찌꺼기를 버린다.
　　　　　　　④ 흰 설탕을 넣어서 녹인 다음 따뜻할 정도로 식힌다.
　　　　　　　⑤ 차 대신 마신다.

◉ **적응증**   몸에 열이 많은 사람의 구토를 치료할 때 먹이면 좋다.

 빈랑 음료

◉ **음식재료**   빈랑 10g, 무 씨앗 10g, 귤껍질 5g, 흰 설탕 20g.

◉ **만드는 법** ① 빈랑을 갈고, 무 씨앗은 볶고, 귤껍질은 씻어서 잘라놓
　　　　　　　　는다.
　　　　　　　② 손질한 위의 3가지 약재를 함께 충분히 끓이고 찌꺼기
　　　　　　　　는 버린다.
　　　　　　　③ 국물만 모아서 흰 설탕을 타서 따뜻할 정도로 식힌다.
　　　　　　　④ 나누어 먹는다.

◉ **적응증**   음식에 체해서 생긴 복통, 음식을 먹고 싶지 않을 때, 트림
　　　　　　　을 하는 등의 증상을 치료하려 할 때 좋다.

엿기름산사육 음료

◉ **음식재료**　엿기름 10g, 산사육 6g, 노란 설탕 10g.

◉ **만드는 법**　① 엿기름의 잡티나 먼지를 버리고 누렇게 볶는다.
　　　　　　　② 산사육은 검은 빛이 날 정도로 볶는다.
　　　　　　　③ 위의 2가지 약재에 물을 적당하게 붓고 30분 정도 끓인
　　　　　　　　후 침전물을 버리고 약 250g의 국물을 낸 뒤, 따뜻할
　　　　　　　　정도로 식힌다.
　　　　　　　④ 설탕을 섞어서 나누어 모두 먹는다.

◉ **적응증**　음식을 먹고 나서 체하여 트림을 하거나 토할 때, 명치 밑
　　　　　이 무겁고 아플 때, 음식을 먹지 않아도 배가 고프지 않을
　　　　　때, 눕거나 잠을 자도 편안하지 않을 때 먹으면 좋다.

 참마반하탕

◉ **음식재료**　참마 30g, 반하 30g, 흰 설탕 30g.

◉ **만드는 법**　① 참마를 씻어서 잘게 자른다.
　　　　　　　② 반하를 따뜻한 물에 여러 차례 헹군다.
　　　　　　　③ 먼저 반하 달인 물 약 200g에서 찌꺼기를 버린 뒤 그
　　　　　　　　국물에 참마를 넣고 다시 2, 3차례 더 끓인다.
　　　　　　　④ 흰 설탕을 넣고 녹여서 냄비에서 꺼내어 따뜻할 정도로
　　　　　　　　식힌다.
　　　　　　　⑤ 나누어 여러 번 마신다.

◉ **적응증**　기운이 위로 올라올 때, 구역질이 자주 날 때 먹으면 좋다.

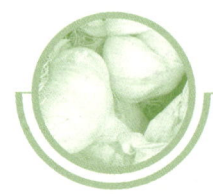

식체, 소화불량

음식 때문에 비위가 상하는 것을 주로 체했다고 말한다. 우리가 보통 말하는 급체는 급성 위염을 가리키는 말이다. 급체가 일어나면 위의 운동이 멈춰지고 급격한 통증이 수반되며, 때로는 구토가 나타난다. 기운이 약해서 잘 체하는 것은 만성 위염이나 장염이 있을 때 주로 나타나는데 소화불량, 트림, 명치 밑의 그득함 등이 대표적인 증상이다.

음식을 지나치게 많이 먹거나 찬 음식, 덜 익은 음식, 변질된 음식 등을 먹었을 때, 비위가 허약하여 소화를 시키지 못할 때, 마음이 불편한 상태에서 음식을 먹었을 때 잘 체한다.

이럴 경우에는 약물치료와 함께 중완, 족삼리, 내관 등에 침을 놓으면 효과가 좋다. 다른 질병보다 특히 체한 증상은 양방 치료보다 한방 치료가 월등히 좋아서 체증으로 고생하신 연세 드신 분들은 중완침을 맞고 나서 간신히 살아났다고 표현하기도 한다.

'비가 허하면 성질이 찬 약이나 더운 약을 받아들이지 못한다. 성질이 찬 약을 먹이면 차가운 것이 생기고, 더운 약을 먹이면 열이 생긴다. 반드시 이런 사실을 알고 치료해야 한다.' 라는 말이 있다. 사람과 질환에 따라 써야할 약이 서로 다름을 설명해 주는 말이다. 그러니 체했을 때 아무 약이나 쓰지 말고 자신의 체질과 상태에 맞는 부드러운 성질의 약이나 음식으로 치료하는 것이 바람직하다.

무설탕죽

▶ **음식재료**   노란 설탕 100g, 무 300g.

▶ **만드는 법**   ① 먼저 노란 설탕을 1시간 가량 끓인다.
　　　　　　　② 무를 깨끗이 씻은 다음 먹기 좋은 크기로 잘라서 무가
　　　　　　　　　익을 때까지 끓인다.
　　　　　　　③ 여러 번 나누어 먹는다.

▶ **적응증**   어린애들의 소화불량, 식체로 배가 아플 때, 오래된 설사
　　　　　　에 좋다.

 모란죽

▶ **음식재료**   모란 잎, 누로, 결명자 각 60g, 수퇘지 간 100g.

▶ **만드는 법**   ① 누로는 윗 부분의 노두를 버리고 잘게 썬다.
　　　　　　　② 물 2000cc에 모란 잎, 누로, 결명자를 넣고 달여서
　　　　　　　　　1000cc가 되면 찌꺼기를 버린다.
　　　　　　　③ 그 물에 근막을 버린 돼지간을 잘게 썰어서 넣고 푹 익
　　　　　　　　　힌다.
　　　　　　　④ 그 다음에 멥쌀을 넣고 죽을 완성한다.
　　　　　　　⑤ 따뜻한 상태에서 나이에 따라 적당하게 빈속에 먹인다.

▶ **적응증**   뱃속에 덩어리가 만져질 때 먹으면 낫는다. 소화는 잘 되
　　　　　　지만 변비가 있거나 살이 찌지 않는 사람에게 좋다.

참마 율무죽

▶ **음식재료** 참마 30g, 율무 30g, 연밥 15g, 말린 대추 10개, 좁쌀 50~
100g, 흰 설탕 조금.

▶ **만드는 법** ① 참마, 율무, 연밥, 대추 등으로 약물을 만든다.
② 위의 약물과 좁쌀을 같이 넣고 끓여서 죽을 쑨다.
③ 죽이 익은 다음에 흰 설탕을 조금 넣는다.
④ 빈속에 먹는다.

▶ **적응증** 자주 체할 때, 소화기능이 약해서 음식을 먹고 나면 속이
더부룩한 경우, 음식을 적게 먹을 때, 식사 후에 배가 부르
고 대변이 묽을 때, 팔 다리에 힘이 없을 때 먹으면 좋다.
태음인 체질에 적합하다.

밤죽

▶ **음식재료** 밤 150g, 멥쌀 100g.

▶ **만드는 법** ① 먼저 밤 껍질을 벗긴 다음에 물로 깨끗이 씻는다.
② 멥쌀을 넣고 끓여서 죽을 쑨다.
③ 빈속에 먹는다.

▶ **적응증** 자주 체할 때, 위가 약해서 배가 자주 아플 때, 대변이 무
르면서 자주 나올 때 먹으면 좋다. 아울러 임산부나 어린
애의 보약으로도 사용할 수 있다. 태음인 체질에 적합하
다.

엿쌀죽

◎ **음식재료** 엿 30g, 쌀 50g.

◎ **만드는 법** ① 쌀을 끓여서 죽을 쑨다.
② 죽이 익었을 때 엿을 넣고 고루 섞는다.

◎ **적응증** 소화기가 약해서 음식을 적게 먹을 때, 위가 약해서 자주 배가 아플 때 먹으면 좋다. 임산부에게도 먹일 수가 있다. 또한 어린애들에게 자주 먹이면 보약의 효과도 있다.

 사인죽

◎ **음식재료** 사인 2~3g, 쌀 50~75g.

◎ **만드는 법** ① 먼저 사인을 부수어서 곱게 가루 낸다.
② 다시 쌀을 일어서 작은 솥에 넣고, 물을 적당히 붓고 끓여 죽을 쑨다.
③ 죽이 익기를 기다려 사인가루를 넣고 한소끔 더 끓여서 죽을 완성한다.
④ 아침, 저녁으로 따뜻하게 데워서 먹는다.

◎ **적응증** 식욕부진, 소화불량에 먹으면 좋다.

◎ **주의사항** 사인을 죽 안에 넣고 나서 오래 삶지 않아야 한다. 왜냐하면 유효성분 가운데 많은 부분이 휘발성이기 때문에 오래 삶으면 공기 중으로 없어지기 때문이다.

무 씨앗죽

▶ **음식재료** 무 씨앗 10~15g, 쌀 30~50g.

▶ **만드는 법** ① 먼저 무 씨앗 한 주먹을 향기가 날 때까지 볶아서 곱게
가루 낸다.
② 쌀을 일어내고 죽을 끓인다.
③ 죽이 끓을 때를 기다려서 볶은 무 씨앗가루를 5~7g 넣
고 더 끓인다.
④ 뜨거운 죽을 한 그릇씩 이틀 동안 먹는다.

▶ **적응증** 어린애들이 음식 먹고 체했을 때, 배가 그득할 때, 어린애
들의 급만성 기관지염이나 기침을 오랫동안 할 때, 가래가
많을 때 먹으면 좋다.

▶ **주의사항** 음식 먹고 체한 사람은 이 죽을 먹을 때 기름진 음식물을
먹지 않는 것이 좋다.

 양고기죽

▶ **음식재료** 양고기 100g, 쌀 100g, 참마 30g, 백편두 15g.

▶ **만드는 법** ① 먼저 양고기를 잘게 썬다.
② 다시 쌀, 참마, 백편두를 함께 끓여 죽을 쑨다.
③ 아침, 저녁으로 먹는다.

▶ **적응증** 소화기가 약해서 소화불량이 자주 나타날 때, 설사가 오랫
동안 그치지 않을 때, 음식을 적게 먹고 기운이 부족할 때
먹으면 좋다. 소음인 체질에 적합하다.

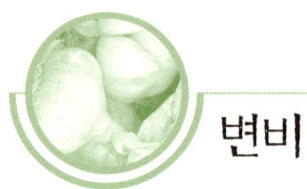

변비

변비란 대변이 굳어서 잘 나오지 않거나 힘들게 나오는 증상, 또는 그 횟수가 3~5일에 한 번 또는 그 이상에 한 번씩 겨우 대변을 보는 것을 말한다.

변비가 있으면 머리가 아프고, 어지럽고, 배가 불러서 속이 불편하고, 밥맛이 떨어지고, 잠이 잘 오지 않으며 치질이 되거나 항문이 찢어지는 경우도 있다.

한방에서는 변비가 주로 대장에 열이나 한기가 맺혀 있을 때, 기운이 맺히거나 음양기혈, 진액이 부족했을 때 나타난다고 본다. 그러므로 변비에 걸린 사람이 몸에 열이 많으면 찬 성질의 약으로 열을 없애주고, 몸이 허약하면 음기나 피를 보강해 주면 효과를 볼 수 있다.

대체적으로 변비에는 섬유질이 많은 야채를 먹는 것이 좋은데 특히 『본초도경』에 보면 시금치는 성질이 차서 장과 위를 잘 통하게 하여 대변이 잘 나가게 한다고 기록되어 있다. 시금치는 소양인처럼 몸에 열이 많고 성질이 급한 사람에게 좋은 음식이기도 하다. 또한 아욱은 성질이 단 것이므로 장과 위를 완화시키는데 좋다.

변비를 예방하기 위해서는 아침마다 찬물을 200~300cc 마시면 효과를 볼 수 있다. 단, 몸이 찬 사람에게는 오히려 좋지 않을 수도 있으니 잘 살펴서 먹어야 한다.

아욱된장국

◉ **음식재료** 마른 새우 30g, 아욱 300g, 된장 15g, 마늘 5g, 대파 1/2뿌리, 쌀뜨물, 참기름 적당량.

◉ **만드는 법** ① 아욱은 줄기를 꺾어 껍질을 벗기고 주물러 씻어 푸른 물을 뺀다.
② 마른 새우는 잡티를 골라내고 물을 넣고 불린 뒤 건져낸 새우를 참기름에 볶다가 새우 불린 물과 쌀뜨물을 함께 넣고 끓인다.
③ 된장을 체에 내려 ②의 국물에 넣고 끓인다.
④ ③에 깨끗이 씻은 아욱을 넣고 끓이면서 거품을 걷어낸다.
⑤ 마늘은 다지고 대파는 어슷하게 썰어 넣고 잠시 더 끓인다.

◉ **적응증** 대변과 소변을 시원하게 나가도록 한다. 소양인 체질에 잘 맞다. 그러나 소음인 체질의 부인이 임신 중에 먹으면 유산이 될 수도 있으므로 조심해야 한다.

 차조기삼씨죽

◉ **음식재료** 차조기씨, 삼씨 각 1/2홉, 멥쌀 1홉.

◉ **만드는 법** ① 차조기씨와 삼씨를 깨끗이 씻어서 아주 곱게 가루를 낸다.
② ①을 다시 물에 섞어서 거른 뒤 즙을 낸다.
③ ②를 냄비에 넣고 끓이다가 멥쌀을 넣고 죽을 쑨다.
④ 따뜻할 때 먹는다.

◉ **적응증** 출산을 한 뒤에는 약을 쓰기 곤란해지는데 출산을 한 뒤 생긴 변비에 이 죽이 효과가 좋다. 또한 노인이나 허약한 사람의 변비에도 아주 좋다.

쇠비름죽순볶음

◉ **음식재료**   죽순 100g, 쇠비름 200g, 식용유 50g , 파의 흰 밑뿌리, 소
금, 설탕, 조미료, 칡뿌리 가루 적당량.

◉ **만드는 법**   ① 죽순을 적당한 크기로 잘라 준비한다.
② 달군 냄비에 기름을 넣고 뜨거워지면 파를 넣고, 향기
가 나면 죽순을 70% 정도 익힌다.
③ ②에 다시 쇠비름을 볶아 넣고, 소금, 설탕, 조미료, 칡
뿌리 가루를 넣어 익힌다.
④ 식사 때마다 반찬으로 수시로 조리해서 먹도록 한다.

◉ **적응증**   체질적으로 비만하거나, 가래가 많거나, 속에 열이 많은 사람
이 변비가 있을 때 항상 반찬으로 먹으면 효과를 볼 수 있다.

 목이버섯탕

◉ **음식재료**   목이버섯 15g, 구기자 15g, 용안육 15g, 설탕 15g.

◉ **만드는 법**   ① 목이버섯을 따뜻한 물에 오래 담근 뒤, 뿌리와 꼭지를
떼어내고 씻은 후에, 잘게 찢어 끓는 물에 한 번 정도
넣었다가, 건져내어 익을 때까지 찐다.
② 구기자는 씻어 작은 그릇에 넣어 익을 때까지 찐다.
③ 용안육은 씻어 덩이를 잘라내고, 맑은 물을 넣고 끓인다.
④ 설탕을 넣어 녹을 때쯤, 목이버섯, 구기자, 용안육을 넣
고 삶은 뒤 솥에서 꺼내어 따뜻하게 데운다.
⑤ 여러 번 나누어 먹는다.

◉ **적응증**   폐가 약해서 마른 기침을 할 때, 오래된 기침 증상, 장이
말라서 변비가 있을 때 먹으면 좋다.

우유밀전병

◉ **음식재료** 밀가루 2.5kg, 우유 2*l* , 연유 500g, 소회향 30g. 소금, 식
　　　　　　용소다 약간.

◉ **만드는 법** ① 우유와 연유 그리고 적당량의 소다를 혼합하여 밀가루
　　　　　　　　　반죽에 넣어 밀전병을 만들 수 있을 만큼 연하게 만든다.
　　　　　　　　② 소회향을 약간 볶아서 가루로 만든다.
　　　　　　　　③ 소회향을 적당량의 소금과 혼합한다.
　　　　　　　　④ 밀가루 반죽을 밀전병을 만들 수 있게 나눈다.
　　　　　　　　⑤ 아울러 적당량의 소회향에 소금을 넣어 밀전병을 만든다.
　　　　　　　　⑥ 이를 솥이나 오븐에 구워 주식으로 먹는다.

◉ **적응증** 몸에 열이 많아서 목이 마른 경우나 변비, 노인이나 허약
　　　　　　한 사람의 피부가 건조해지고 거칠어질 때 먹도록 한다.

◉ **주의사항** 몸에 습기가 많은 사람, 비위가 약해서 설사를 자주 하는
　　　　　　　사람은 먹어서는 안 된다.

 신선한 상추

◉ **음식재료** 신선한 상추 250g, 소금, 막걸리 적당량.

◉ **만드는 법** ① 상추를 씻어서 잘게 자른다.
　　　　　　　　② ①을 소금, 막걸리 적당한 양과 섞는다.
　　　　　　　　③ 나눠서 식사할 때마다 수시로 먹는다.

◉ **적응증** 산모의 젖이 잘 나오지 않거나 변비에 걸렸을 때, 소변이
　　　　　　시원하게 나오지 않을 때 먹는다.

목이버섯참깨차

● **음식재료**   검은 목이버섯 60g, 검은 참깨 15g.

● **만드는 법** ① 솥을 뜨겁게 달군 다음 여기에 잡티나 먼지를 제거한
목이버섯을 넣고 볶아서 목이버섯이 검게 되고 꼭지가
떨어지면 꺼낸다.
② 잡티나 먼지를 제거한 검은 참깨를 기름 냄새가 날 정
도로 볶는다.
③ 목이버섯과 참깨에 물을 붓고 끓이다가 30분이 지나면
거른 다음 말려둔다.
④ 매번 5~6g의 참깨를 끓는 물에 넣었다가 마신다.

● **적응증**   피가 뜨거운 사람의 변비, 치질에서 피가 날 때, 이질로 피
를 쏟을 때 먹으면 좋다.

 연 잎사귀 연뿌리 숙주나물 볶음

● **음식재료**   신선한 연 잎사귀나 말린 연 잎사귀 200g, 데친 연밥 50g,
신선한 연뿌리 100g, 숙주나물 150g, 소금, 조미료 적당
량, 식용유 조금.

● **만드는 법** ① 연 잎사귀와 데친 연밥을 볶는다.
② 연뿌리를 잘게 썰어 물에 씻는다.
③ 식용유를 붓고 연뿌리를 볶는다. 어느 정도 익으면 숙
주나물, 연 잎사귀와 연밥을 함께 넣고 볶는다.
④ 소금, 조미료를 적당량 넣고 익으면 꺼낸다.
⑤ 하루 1~2번씩 식사 때 반찬으로 먹는다.

● **적응증**   변비는 물론, 하지가 부어 있을 때, 소변이 시원하게 나가
지 않는 비만인에게 좋다.

아욱죽

◎ **음식재료** 고추장 5g, 깨소금 5g, 다진 마늘 3g, 다진 파 5g, 된장 10g, 맑은 간장 3g, 물 1500cc, 쇠고기 70g, 쌀 200g, 아욱 100g, 참기름 약간.

◎ **만드는 법** ① 쌀을 씻어서 2~3시간 불린다.
② 아욱은 껍질을 벗겨 문질러 씻어 풋내를 뺀 다음 다시 깨끗이 씻는다.
③ 쇠고기는 채 썰어 양념해 놓는다.
④ 준비해 놓은 쇠고기를 볶다가 7~8배의 물과 불린 쌀을 넣고 끓인 뒤 아욱을 넣고 중간 불로 다시 끓인다.
⑤ 쌀이 완전히 퍼지면 고추장과 된장으로 간을 하여 다시 끓인다.

◎ **적응증** 입이 마르고 변이 굳을 때, 소변이 시원하게 나가지 않는 소양인 체질에게 좋다.

 콩나물 볶음

◎ **음식재료** 신선한 콩나물 500g, 식용유, 소금, 조미료 조금.

◎ **만드는 법** ① 가열한 그릇에 식용유를 넣고 달군 뒤 콩나물을 넣고 볶으면서 소금과 조미료를 더한다.
② 식사 때마다 수시로 먹는다.

◎ **적응증** 열기가 많아서 종기가 생긴 경우, 변비, 소변이 붉고 뜨거우면서 잘 나오지 않을 때 먹으면 효과를 볼 수 있다.

호두살구전병

● **음식재료** 밀가루 500g, 참기름 12g, 흰 설탕 12g, 호두 열매, 잣, 살구씨, 박하, 소회향, 참깨 각 적당량.

● **만드는 법** ① 먼저 호두 열매, 잣, 살구씨, 박하, 소회향 등을 가루 낸다.
② 좋은 설탕과 섞어서 속을 만든다.
③ 밀가루, 참기름, 뜨거운 물로 녹인 설탕과 섞어서 전병을 만든다.
④ 전병 양쪽면에 참깨를 바르고, 화로 혹은 불에 구워 익힌다.
⑤ 주식으로 만들어 식용한다.
⑥ 매번 적당량을 먹는다.

● **적응증** 폐가 약해서 기침을 자주 하는 경우, 변비가 있을 때 먹으면 좋다.

● **주의사항** 대변이 풀어지면서 설사를 자주 하는 사람은 사용해서는 안 된다.

 꿀참기름탕

● **음식재료** 꿀 50g, 참기름 25g.

● **만드는 법** ① 꿀을 그릇에 붓고 참기름을 넣어 함께 계속 저어 잘 섞이게 한다.
② 다시 따뜻한 물을 넣은 다음 계속해서 저어준다.

● **적응증** 진액이 부족해서 오는 변비, 열이 뭉쳐서 오는 변비, 습관성 변비가 있을 때 먹으면 좋다.

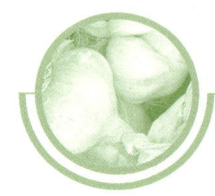

설사, 이질

보통 적게는 1주일에 3번 정도 대변을 보거나, 많게는 하루에 3번 정도 대변을 보면 정상이라고 할 수 있다. 그러나 앞에서 살펴본 것처럼 3~4일 또는 며칠에 한 번씩 뜸하게 대변을 보는 것이 '변비'라고 한다면, 하루에 4번 이상 대변을 본다든지 대변의 양이 하루에 250g 이상이 되면서 묽고, 수분의 양이 200ml이상 되면 설사라고 할 수 있다. 또한 이러한 증상이 3~4주 이상 지속되면 만성설사라고 봐야 한다. 이질 역시 주요 증상으로 이런 설사 증세를 보인다.

한약 가운데 이질과 설사에 좋은 음식으로는 다음과 같은 것들을 꼽을 수 있다.

생강은 양기를 잘 돕고, 녹차는 음기를 잘 돕는 성질이 있어서

이 2가지는 모두 풀어서 헤치는 효능이 있고, 또한 음과 양을 고르게 하기 때문에 열독, 술독, 음식의 독을 모두 풀어줄 수 있다. 그러므로 여러 가지 종류의 이질에도 사용할 수가 있다.

또한 설사나 이질이 있을 때는 묵은 생강을 팥알 만한 크기로 썬 것과 찻잎을 같은 양으로 하여 깨끗한 물에 함께 달여서 먹어도 효과를 볼 수 있다.

가죽나무도 어린 잎, 뿌리 껍질, 씨, 잎사귀 모두 이질과 설사에 좋은 효과가 있다.

대체로 사람들은 이질이나 설사가 몸이 차서 오는 줄로만 알고 있어 찬 음식을 피하고 따뜻한 것만 먹는 경우가 많은데 꼭 그렇지만도 않다. 설사나 이질도 몸에 열이 많거나 지나치게 조(燥)해서 올 수도 있다. 그렇기 때문에 얼음, 꿀, 참외 등을 먹고 나서 효과를 보는 경우도 종종 있다.

쇠비름죽

● **음식재료**　신선한 쇠비름 60g(말린 것은 약 30g), 멥쌀 100g.

● **만드는 법**　① 신선한 쇠비름을 깨끗이 씻어서 짓이긴다.
　　　　　　　② 멥쌀과 같이 넣고 끓여서 죽을 쑨다.
　　　　　　　③ 아침, 저녁으로 따뜻하게 데워서 먹는다.

● **적응증**　급만성 설사, 세균성 이질이나 장염에 먹으면 좋다. 소양
　　　　　　인 체질에 적합하다.

● **주의사항**　속이 차고 소화기가 약한 사람의 만성 설사에는 적합하지
　　　　　　않다. 특히 소음인 체질에게는 좋지 않으니 주의하여야
　　　　　　한다.

 ## 쇠비름녹두탕

● **음식재료**　신선한 쇠비름 120g, 녹두 60g.

● **만드는 법**　① 신선한 쇠비름을 씻어서 잘게 자른다.
　　　　　　　② 녹두를 씻어서 짓찧는다.
　　　　　　　③ 위의 두 가지 약재에 물을 적당히 붓고 녹두가 완전히
　　　　　　　　익을 때까지 달인다.
　　　　　　　④ ③에 흰 설탕을 넣어 녹으면 냄비에서 꺼내어 따뜻할
　　　　　　　　정도로 식힌다.
　　　　　　　⑤ 국물을 마시고, 녹두와 쇠비름을 먹는다.

● **적응증**　이질, 장염, 비뇨기 계통의 염증성 질환, 종기가 났을 때
　　　　　　먹으면 좋다.

달걀죽

◉ **음식재료**　달걀 1개, 황랍 4g.

◉ **만드는 법**　① 물 500cc를 끓인다.
　　　　　　　② 달걀을 깨서 끓는 물에 넣고 휘젓는다.
　　　　　　　③ ②에 황랍을 같이 넣고 끓인다.
　　　　　　　④ 아침에 빈속일 때 간장을 조금 친 뒤 먹는다.

◉ **적응증**　설사나 이질이 멎지 않는 것을 치료한다.

 ## 기장죽

◉ **음식재료**　기장쌀 1홉, 달걀 1개, 황랍 10g.

◉ **만드는 법**　① 먼저 기장쌀로 죽을 쑨다.
　　　　　　　② 죽이 제대로 익으면 달걀과 잘게 썬 황랍을 넣는다.
　　　　　　　③ 죽이 충분히 익을 때까지 잘 젓는다.
　　　　　　　④ 아침에 빈속일 때 먹는다.

◉ **적응증**　어린애의 이질이나 설사에 좋다.

녹두죽

▶ **음식재료**   달걀 5개, 녹두 1홉, 묵은 쌀 1홉.

▶ **만드는 법**   ① 먼저 녹두와 묵은 쌀을 물에 불려서 죽을 쑨다.
② 녹두가 충분히 물렀을 때 달걀을 깨서 넣는다.
③ 이 때 달걀이 제대로 풀리도록 자주 저어준다.
④ 빈속일 때 하루 2~3번 먹는다.

▶ **적응증**   여름철에 설사하는 것을 치료한다.

달걀떡

▶ **음식재료**   달걀 2개, 연밥 20g, 황랍 5g.

▶ **만드는 법**   ① 먼저 연밥을 가루 내어 누렇게 볶는다.
② 황랍을 냄비에 넣고 약한 불로 녹인다.
③ 그 다음 달걀 노른자위와 연밥 가루를 ②에 넣고 골고
루 섞는다.
④ 식은 다음 떡처럼 되면 아침에 빈속일 때 먹거나 식사
후에 먹는다.

▶ **적응증**   가을이나 여름에 이질이 걸린 경우 또는 열이 올라 갈증이
심해졌을 때 효과가 있다.

감가루죽

▶ **음식재료**　단감 2개, 찹쌀 1홉.

▶ **만드는 법**　① 먼저 감을 말려서 가루를 낸다.
　　　　　　　② 찹쌀로 죽을 쑤다가 거의 익었을 때 감 가루를 넣고
　　　　　　　　3～5번 끓어오를 때 불을 끈다.
　　　　　　　③ 죽이 따뜻할 때 배불리 먹는다.
　　　　　　　④ 설사가 그칠 때까지 몇 번 먹는다.

▶ **적응증**　어린애의 설사나 이질이 멎지 않는 것을 치료한다.

붕어죽

▶ **음식재료**　붕어 2마리, 멥쌀 2홉.

▶ **만드는 법**　① 먼저 붕어를 회치듯이 썰고, 내장과 머리, 꼬리는 버린다.
　　　　　　　② 붕어와 쌀로 죽을 쑤다가 거의 익을 무렵 갖은 양념을
　　　　　　　　다 한다.
　　　　　　　③ 죽이 따뜻할 때 배불리 먹는다.

▶ **적응증**　위나 장이 차서 설사하는 것과 이질을 치료한다.

근대죽

◐ **음식재료** 신선한 근대 400g, 쌀 50g.

◐ **만드는 법** ① 신선한 근대를 쌀과 함께 죽으로 쑨다.
② 수시로 먹는다.

◐ **적응증** 세균성 이질이나 몸에 열이 많은 사람이 설사할 때 먹으면 좋다.

 ## 붕어 수프

◐ **음식재료** 큰 붕어 1마리, 후추 3g, 귤껍질 3g, 사인 3g, 필발 3g, 작은 고추 3g.

◐ **만드는 법** ① 붕어의 비늘, 내장을 제거한 다음 깨끗이 씻는다.
② 잡티를 없앤 후추, 필발, 사인, 귤껍질, 고추, 마늘 등을 큰 붕어의 뱃속에 넣고 실로 꿰맨 다음 익혀서 탕을 끓인다.
③ 따뜻하게 식혀서 한꺼번에 먹는다.
④ 물고기 살은 먹고 국물은 마신다.

◐ **적응증** 비위가 약해서 오는 설사에 먹으면 좋다.

◐ **주의사항** 설사할 때 고름이 섞여 나올 경우에는 먹어서는 안 된다.

생강부추우유 수프

◎ **음식재료**   부추, 생강, 우유 각 25g.

◎ **만드는 법**   ① 부추를 깨끗이 씻고 잘게 자른다.
② 생강을 깨끗이 씻은 후 잘게 부수어 빻아 즙을 낸다.
③ 물 500cc, 부추, 생강즙에 다시 우유를 넣고 끓인다.
④ 몇 번에 나누어 먹는다.

◎ **적응증**   배가 찬 사람의 위궤양, 만성위염으로 인한 복통, 구토에 먹으면 좋다.

 백편두죽

◎ **음식재료**   백편두 15g, 인삼 5~10g, 멥쌀 50g.

◎ **만드는 법**   ① 먼저 백편두를 끓인다.
② 익기 시작할 때에, 쌀을 넣고 죽을 끓인다.
③ 따로 냄비에 인삼을 끓여서 국물을 낸다.
④ 죽이 익었을 때, 인삼 국물을 골고루 섞는다.
⑤ 빈속에 나누어 여러 번 먹는다.

◎ **적응증**   오랫동안 설사가 그치지 않을 때, 비위가 허약할 때, 어린 애들이 토하고 설사할 때 먹으면 좋다.

호흡기 질환에 좋은 음식보약 2

현대인들이 가장 많이 앓는 병이 바로 호흡기 질환이다. 이처럼 호흡기 계통에 문제가 많이 생기게 되는 원인 가운데 큰 이유로 대기오염을 꼽을 수 있다. 대기오염이 심해지면 오존에 의해 기관지 점막에 염증이 발생하고, 이로 인해 기관지 수축 반응이 항진된다. 뿐만 아니라 알레르기성 천식환자에게는 알레르기 항원에 대한 반응도 증가시켜 평소보다 심한 증상을 유발한다.

대기오염은 누구나 피할 수 없고 이로 인한 호흡기 질환 역시 누구나 조심해야 하지만 한의학에서는 특히 뚱뚱하고 피부가 하얀 태음인 체질은 유난히 호흡기 질환에 잘 걸리는 것으로 보고 있다. 그러니 호흡기가 약한 태음인들은 각별한 관리가 필요하다고 할 수 있겠다.

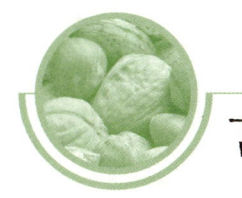

감기

지리적으로 지구의 북반구에 위치한 우리 나라는 4계절의 구별이 뚜렷한 관계로 온도와 습도의 변화가 심한 편에 속한다. 무더운 여름과 혹심하게 추운 겨울이 길고 그 중간 정도인 봄과 가을이 짧기 때문에 기후 적응능력이 떨어지는 사람은 감기에 잘 걸리게 된다.

감기에 걸리는 것은 유난히 개인차가 있다. 드물긴 하지만 평생 감기 한 번 걸리지 않는 사람이 있는가 하면 옆 사람이 재채기만 해도 꼭 감기에 걸려 일 년 내내 감기를 달고 사는 사람도 있다.

또한 감기에 걸린 사람 중에서도 감기가 낫는 것 역시 개인차가 있는데 어떤 사람은 푹 쉬기만 해도 낫는가 하면 어떤 사람은 며칠씩 병원에 다녀도 잘 낫지 않는 경우도 허다하다.

감기에 걸리면 대개 맥박이 빨라지고, 머리가 아프고, 허리를 비롯한 관절의 통증이 있으며, 콧물이 나면서 코가 막히고, 목이 붓고 기침이 나오며, 머리가 아프고, 열이 오르는 등의 증세를 보인다.

감기는 그 자체만으로도 병이지만 감기가 오래 가면 여러 가지 합병증을 일으키는 경우가 있어 초기에 치료를 잘해야 한다. 그렇지 않을 경우 코, 기관지, 폐에 영향을 끼치면서 염증이 생기고 더 증세가 심해지면 귀와 머리에까지 염증이 생기게 된다.

이렇듯 여러가지 질병의 시발점이 되기도 하니 몸이 약한 사람에게는 감기보다 더 무서운 것이 없다는 말이 생길 법도 하다.

때문에, 흔한 말로 몸이 건강한 사람들이야 감기에 걸리면 뜨끈한 콩나물국에 고춧가루를 얼큰하게 타서 먹은 뒤 한숨 푹 자고 나면 저절로 낫는다는 말도 있지만 노인, 어린이, 체력이 약한 사람들이 감기에 걸렸을 때는 대수롭게 넘기지 말고 몸을 따뜻하게 하고 실내 환기를 자주 시켜주는 것은 물론 음식과 휴식에 각별히 신경을 써야 한다.

한방에서는 감기를 상한(傷寒)이라고 해서 '추위에 몸이 상해서 생기는 병'이라고 부르는데, 감기 바이러스 자체보다는 감기에 자주 걸리는 사람의 원기보양에 주안점을 둔다.

물론 초기 감기에는 열을 떨어뜨리고 아픈 증상을 없애기 위한 약물을 사용하지만, 감기가 오래 지속되거나, 약을 먹을 때는 괜찮은데 약을 먹지 않으면 또다시 감기에 걸리는 사람들에게는 감기 바이러스의 치료보다는 면역능력을 강화하는 원기의 보충이 필요하다.

만일 자신 또는 가족 중 누군가가 유난히 자주 감기에 걸린다면 그 사람은 기운이 약한 사람이므로, 감기에 걸려 치료를 하기 전에 기운을 보강하는 약을 먹으면서 규칙적인 운동과 섭생에 관심을 기울여야 한다.

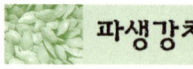 **파생강차**

▶ **음식재료**   작은 파 5개, 생강 3쪽, 대추 2개, 당귀, 소엽, 천궁, 귤껍질, 감초 각 4g.

▶ **만드는 법**   ① 먼저 당귀, 소엽, 천궁, 귤껍질, 감초에다 물 800cc를 넣고 강한 불로 끓인다.
   ② 물이 끓으면 ①에 파, 생강, 대추를 다시 넣고 약 10분 정도 은은한 불로 끓인다.
   ③ 물이 약 200cc 정도로 줄어들면 뜨거운 상태에서 찌꺼기를 걸러낸다.
   ④ 한 번에 약 50~70cc 정도씩 하루에 3~4회 마신다.

▶ **적응증**   식욕이 별로 없고, 소화기관이 약한 사람이 감기에 걸려서 머리가 아프고, 열이 나고, 팔다리가 쑤시고, 기침이 날 때 좋다. 또한 평소에 물을 거의 마시지 않고 감기에 걸려도 열이 높지 않은 사람, 땀을 흘리면 피곤한 사람, 감기에 걸리면 식욕이 떨어지는 체질에 좋다.

 패모죽

▶ **음식재료**   패모가루 10g, 쌀 50g, 검은 설탕 적당량.

▶ **만드는 법**   ① 쌀과 검은 설탕으로 죽을 쑨다.
   ② 은은한 불로 죽을 끓이면서 죽이 엉기기 시작하면 패모가루를 넣고 2~3번 더 끓인다.
   ③ 죽이 다 되면 아침, 저녁으로 빈속에 죽을 따뜻하게 데워서 먹는다.

▶ **적응증**   만성 기관지염, 폐기종 후유증에 좋으며 특히 태음인 체질에 좋다.

파뿌리약전국탕

◉ **음식재료** 파의 흰 밑뿌리 30g, 약전국 10g, 생강 5g, 막걸리 30g.

◉ **만드는 법** ① 파의 흰 밑뿌리를 깨끗하게 씻어 토막낸다.
　　　　　　　② 생강을 깨끗하게 씻어서 다진다.
　　　　　　　③ 약전국의 잡티나 먼지를 버린다.
　　　　　　　④ 위의 세 가지 약재를 냄비에 넣고 물을 부은 다음 끓으
　　　　　　　　면 막걸리를 부어서 찌꺼기는 버리고 국물을 낸다.
　　　　　　　⑤ 뜨거울 때 마신 다음 땀을 낸다.

◉ **적응증** 감기에 걸렸을 때, 머리가 아프고 땀이 나지 않을 때, 가슴
　　　　　　이 답답할 때 먹으면 좋다.

 쌍화차

◉ **음식재료** 백작약 10g, 숙지황, 황기, 당귀, 천궁 각 4g, 계피, 감초
　　　　　　각 3g, 생강 3쪽, 대추 2개.

◉ **만드는 법** ① 위의 재료를 깨끗이 손질하여 적당한 양의 물을 넣어
　　　　　　　　오랫동안 끓인다.
　　　　　　　② 끓인 물만 따로 걸러 따뜻하게 하여 수시로 마신다.

◉ **적응증** 한약의 쌍화탕을 차로 변용한 쌍화차는 한방 차 가운데 가
　　　　　　장 대표적인 차로 꼽힌다. 쌍화차는 음과 양, 기운과 피,
　　　　　　여자와 남자의 부조화를 균형있게 해주는 좋은 약이라고
　　　　　　할 수 있는데, 몸과 마음이 피곤하고 기혈이 모두 상한 경
　　　　　　우, 또는 잠자리를 같이 한 다음에 감기 몸살이 오거나, 힘
　　　　　　든 일을 하고 난 다음에 잠자리를 했을 때, 또는 큰 병이
　　　　　　난 다음에 기운이 약해서 식은땀이 날 때 마시면 좋다.

형방녹차

◎ **음식재료**　질 좋은 녹차 6g, 형개, 방풍, 강활, 독활, 시호, 전호, 질
　　　　　경이씨, 생지황, 백복령 각 4g.

◎ **만드는 법**　① 먼저 형개, 방풍, 강활, 독활, 시호, 전호, 질경이씨, 생
　　　　　　지황, 백복령에다 물 800cc를 넣고 강한 불로 끓인다.
　　　　　② 물이 끓으면 ①에 녹차를 다시 넣고 약 2~3분 정도 은
　　　　　　은한 불로 끓인다.
　　　　　③ 뜨거운 상태에서 찌꺼기를 걸러낸다.
　　　　　④ 한 번에 약 70~100cc 정도씩 수시로 나누어 마신다.

◎ **적응증**　　성질이 급하고, 편두통이 심한 사람이나 자주 어지러운 사
　　　　　람이 감기에 걸려서 머리가 아프고, 열이 나고, 팔다리가
　　　　　쑤시고, 목이 아플 때 좋다. 또한 감기에 걸리면 고열이 나
　　　　　는 사람, 목욕탕에 들어가면 어지러움을 자주 느끼는 사람
　　　　　에게도 효과가 좋다.

◎ **주의사항**　녹차의 성질은 서늘하기 때문에 몸이 찬 사람이 오랫동안
　　　　　마시면 아랫배와 손발이 차가워진다. 때문에 설사를 자주
　　　　　하고 식욕이 없는 사람은 많이 마셔서는 안 된다.

 4가지 씨앗죽

◎ **음식재료**　은행, 살구씨 각각 100g, 호두 열매, 땅콩 각 200g, 계란
　　　　　흰자위 1개.

◎ **만드는 법**　① 4가지 약재를 함께 갈아서 20g을 취한다.
　　　　　② 위의 약재에 계란 흰자위 1개를 넣고 끓인 다음 다른
　　　　　　작은 그릇에 담는다.
　　　　　③ 새벽녘이 되면 빈속에 먹는데 반 년 정도 계속해서 먹는다.

◎ **적응증**　　중년기의 만성 기관지 염증에 좋다.

도라지감초차

● **음식재료**　도라지 말린 것 14g, 감초 6g, 우엉씨, 대나무 속을 긁은 것 각 4g, 은행 구운 것 10개.

● **만드는 법**　① 먼저 위의 약재에다 물 800cc를 넣고 강한 불로 끓이다 가 끓으면 약한 불로 줄인다.

　　　　② 물이 약 200cc 정도로 줄어들면 뜨거운 상태에서 찌꺼 기를 걸러낸다.

　　　　③ 한 번에 약 50~70cc 정도씩 하루에 3~4회 마신다.

● **적응증**　호흡기가 약한 사람이 감기에 걸려서 목구멍이 붓고 아프고, 기침이 날 때 좋다. 평소에 물을 많이 마시고 감기에 자주 걸 리는 사람, 땀을 많이 흘리면 기분이 상쾌한 사람, 감기에 걸 리더라도 식욕에는 아무런 변화가 없는 체질에 좋다.

● **알아둡시다**　도라지는 호흡기 질환에 대표적으로 사용할 수 있는 한방약 재이다. 그래서 기침이나 가래가 있을 때 사용하는 경우가 많고, 급만성 편도선염, 급만성 기관지염, 화농성 기관지염, 인후염 등에도 사용한다. 또 숨찬 것을 치료하고 고름을 빼 내는 작용이 강해서 다양한 호흡기 질환에 거의 대부분 들 어가는 약재이다. 감초와 함께 사용하면 더욱 효과적이다.

 방아풀 음료

● **음식재료**　신선한 방아풀 잎사귀 20g, 흰 설탕 20g.

● **만드는 법**　① 신선한 방아풀 잎사귀를 씻고 적당히 물을 더하여 약 25분 동안 끓인다.

　　　　② 그 다음에 흰 설탕을 녹이고 따뜻할 정도로 식힌다.

　　　　③ 한꺼번에 다 마신다.

● **적응증**　감기에 걸려서 온몸이 나른할 때, 소화가 잘 되지 않고 대 변이 묽을 때 먹으면 좋다.

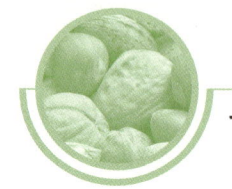

가래

불과 한세대 전에 겪었던 겨울날의 추위는 요즘의 그것과 비교할 수도 없었다. 양말을 두 켤레나 신고 토끼털로 만든 귀마개를 하고도 온몸이 꽁꽁 얼어서 옷 속으로 한기가 파고들곤 했었다. 그러나 요즈음의 겨울은 아무리 춥다고 해도 견디기 어려울 정도는 아니다. 또 날씨가 아무리 춥다고 해도 따뜻하게 난방이 되는 곳이 많아서 잠시라도 몸을 녹일 곳이 많아졌다.

웬만큼 큰 건물에서는 두꺼운 외투를 입고 있으면 답답해서 짜증이 날 정도로 후끈후끈하고 공기가 탁하다. 에너지를 절약한다고 틈새를 막아버리다 보니 각종 냄새와 먼지가 많아지고 습기가 부족해지기 쉽다.

가정이라고 예외가 아니다. 보통 겨울철에도 실내 습도가 50%

정도는 되어야 하는데 20% 미만인 곳도 의외로 많다. 그렇다보니 이제는 훌륭한 난방 시설이 오히려 건강을 해치게 되는 경우가 많이 생긴다. 습도가 낮은 실내에서 오래 있을 경우 건강한 사람이야 입이 마르고 목구멍이 따끔거리는 정도에 지나지 않지만 호흡기가 약한 사람들에게는 견디기 어려울 정도로 고통스럽다.

호흡기 질환에서 나타나는 주요 증상 중의 하나가 바로 가래다. 실내의 습도가 낮을 경우 쉽게 나타나는 증상으로 목이 탁하고 가벼운 통증이 느껴지는 정도에서부터 말을 못할 정도로 목이 부어오르고, 가래에 피가 섞여 나오는 등 정도의 차이가 심하다. 무엇보다 실내의 환기와 습도의 조절이 중요하니, 미리미리 주의하여 예방하는 것이 가장 좋다.

백살떡

◉ **음식재료**   가시연밥 180g, 계내금 90g, 백설탕 적당량, 밀가루 250g.

◉ **만드는 법**   ① 먼저 가시연밥을 물에 넣어 물 위에 뜨는 잡티와 껍질을 버리고 응달에서 말려 곱게 가루를 낸다.
② 계내금은 잡티를 제거한 다음 씻고 약한 불로 가열하여 말린 다음 곱게 가루를 내어 그릇에 담고, 다시 물에 반나절 동안 담가 놓는다.
③ 위의 2가지 재료에 다시 녹말가루, 밀가루와 백설탕을 물과 함께 섞어 얇은 떡을 만들고 노릇노릇할 때까지 굽는다.
④ 식사를 하고 싶을 때 주식으로 먹는다.

◉ **적응증**   노인이 기운이 약해서 가래를 잘 뱉어내지 못할 때, 가슴이 답답할 때, 옆구리 밑이 뻐근하게 아플 때, 말할 때 목에 가래 낀 소리가 날 때 먹으면 좋다.

◉ **주의사항**   당뇨병 환자인 경우에는 설탕을 넣지 않고 만든다.

 2가지 신선한 음식의 음료

◉ **음식재료**   신선한 띠뿌리 150g, 신선한 연뿌리 200g.

◉ **만드는 법**   ① 신선한 띠뿌리와 연뿌리를 깨끗이 씻어 자른다.
② ①에 물을 적당히 부은 뒤 충분히 달인다.
③ 연뿌리가 익어서 흐물흐물해지면 찌꺼기를 버리고 국물을 따뜻할 정도로 식힌다.
④ 차를 대신하여 마신다.

◉ **적응증**   폐결핵 환자의 기침, 가래 속에 피가 섞여 있을 때 등의 증상을 치료하려 할 때 보조요법으로 먹으면 좋다.

붕어곶감탕

◉ **음식재료** 큰 붕어 1마리, 백합 100g, 곶감 2개, 설탕 50g, 막걸리 약간.

◉ **만드는 법** ① 붕어의 비늘을 긁어내고 아가미와 내장을 씻은 뒤 물을
　　　　　　　　 적당히 부어서 익을 때까지 삶는다.
　　　　　　　　② 막걸리와 미리 씻어놓은 곶감과 백합을 넣고 60분 동안
　　　　　　　　 다시 끓인다.
　　　　　　　　③ 설탕을 넣고 끓인 다음, 솥에서 꺼내 따뜻할 정도로 식힌다.
　　　　　　　　④ 붕어 고기는 먹고, 국물은 수시로 마신다.

◉ **적응증** 가래가 많을 때, 기관지 확장증, 기침할 때 가래에 피가 섞
　　　　　　 여 있는 경우 먹으면 좋다. 태양인 체질에 적합하다.

◉ **주의사항** 붕어곶감탕을 먹을 때는 매운 음식은 피하는 것이 좋다.

 ## 호두산사육 음료

◉ **음식재료** 호두씨 150g, 산사육 50g, 흰 설탕 200g.

◉ **만드는 법** ① 호두씨를 씻어 물을 조금 섞고 갈아서 죽을 쑨다.
　　　　　　　　② 산사육의 씨를 버리고 자른다.
　　　　　　　　③ 물을 적당히 붓고 30분 동안 끓인다.
　　　　　　　　④ 찌꺼기를 버리고 국물을 낸다.
　　　　　　　　⑤ 위의 국물에 ①과 흰 설탕을 넣고 고르게 섞어서 녹인 다음
　　　　　　　　 끓인다.
　　　　　　　　⑥ 냄비에서 꺼내 따뜻할 정도로 식힌다.
　　　　　　　　⑦ 여러 번 나누어서 다 마신다.

◉ **적응증** 가래에는 물론, 폐가 약해서 기침을 할 때, 숨이 찰 때, 허
　　　　　　 리가 아플 때, 대변이 건조해서 배변하기가 힘들 때, 음식
　　　　　　 을 먹고 체해서 잘 내려가지 않을 때, 혈액순환이 잘 되지
　　　　　　 않아 생리양이 적을 때 먹으면 좋다.

동충하초닭 냄비요리

◉ **음식재료** 동충하초 6~7개, 닭고기 150g, 후춧가루 0.5g, 조미료 2.5g, 생강 3쪽, 파의 흰 밑뿌리 3조각, 소금 1g.

◉ **만드는 법** ① 닭고기를 깨끗이 씻어서 네 조각으로 나눈다.
② 생강과 파의 흰 밑뿌리, 후추는 끓인 물이 담긴 솥에 넣어 2~4분 정도 끓인다.
③ ②번의 물 속에 피를 뺀 닭을 넣는다.
④ 고기 색이 변할 때 꺼낸다.
⑤ 물로 씻은 다음에 솥에 집어넣는다.
⑥ 동충하초를 씻어 닭 위에 나누어 뿌린다.
⑦ ⑥에 다시 생강과 파의 흰 밑뿌리를 약간 넣고 맑은 물을 넣는다.
⑧ 위 방식으로 모든 약을 1시간 30분 정도 끓인다.
⑨ 닭이 다 익은 다음에 소금과 후추를 더하여 국물을 낸다.
⑩ 따뜻할 때 고기는 먹고 국물은 마신다.

◉ **적응증** 천식, 심한 기침, 소화기가 약할 때 먹으면 좋다.

◉ **주의사항** 음식을 조리할 때 뚜껑을 열어놓은 채 요리하면 안 된다.

뽕나무 살구씨 음료

● **음식재료** 뽕나무 잎사귀 10g, 살구씨 5g, 더덕 5g, 패모 3g, 배껍질
15g, 설탕 10g.

● **만드는 법** ① 뽕나무 잎사귀, 살구씨, 더덕, 패모 및 배껍질의 잡티를
골라낸다.
② 잡티를 골라낸 ①의 재료에 물을 적당히 부어서 약 35
분 동안 끓인다.
③ 찌꺼기를 버리고 국물을 낸다.
④ 설탕을 넣어서 녹인 다음 따뜻할 정도로 식힌다.
⑤ 나누어서 여러 번 먹는다.

● **적응증** 급성·만성 기관지염 등의 병을 앓고 나서 아직 완전히 회
복되지 않아서 기침을 하지만 가래는 없는 사람이 먹으면
좋다.

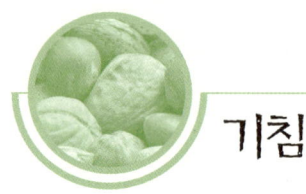

기침

해수(咳嗽)라고도 불리는 기침은 호흡기계(呼吸氣系) 질환의 중요한 증세의 하나이지만, 심장병이나 기생충병, 수막염(髓膜炎) 등에 의해 그 증세가 나타나기도 한다.

기침은 크게 건성(乾性)과 습성(濕性)으로 구분되는 데 건성은 가래를 동반하지 않는 것으로, 자극성 해수 또는 쉬운 말로 마른기침이라고도 한다. 이에 비해 가래를 동반하는 기침은 습성으로 구분한다.

기침은 원래 폐를 유해물질의 침입으로부터 방어하는 중요한 방어기능의 하나이기도 하지만 기도에 염증 등이 생기면 그 자체가 자극이 되어 질병이 완전히 치료가 될 때까지 기침증세는 낫지 않고 계속 된다. 이렇게 되면 유해물질로부터 폐를 지켜주는 방어기능보다는 환자를 더욱 괴롭히는 증세로 여겨지기도 한다.

기침을 치료하기 위해서는 그 원인부터 제거하는 것이 당연하다. 그러나 일단 심한 기침 때문에 힘들어하는 환자의 고통을 줄여주기 위해서는 환자를 안정시키고, 실내를 따뜻하게 하며, 코로 호흡하여 자극을 피하고, 진해, 거담의 효과가 있는 음식을 섭취하는 것이 좋다.

무 양고기탕

◉ **음식재료** 무 1kg, 양고기 500g, 속단 100g.

◉ **만드는 법** ① 양고기를 씻어 근막을 제거한 뒤, 작은 주사위 모양으로 자른다.
② ①을 끓는 물에 넣어 데쳐서 핏물을 빼낸다.
③ 무를 씻어서 껍질을 벗겨내고, 잘게 썬다.
④ 먼저 양고기를 끓여 반쯤 익힌다.
⑤ ④에 무, 속단을 넣고 다시 끓여 양고기가 다 익은 후에 따뜻하게 식힌다.
⑥ 양고기와 무는 먹고 탕은 마신다.

◉ **적응증** 폐가 약해서 오는 해수와 각혈을 치료하는데 효과가 있다.

 천화분죽

◉ **음식재료** 천화분 30g, 멥쌀 100g.

◉ **만드는 법** ① 먼저 천화분을 넣고 끓인 후 찌꺼기를 걸러내고 물만 취한다.
② 여기에 쌀을 넣고 끓여 죽을 만든다.
③ 수시로, 먹고 싶을 때마다 먹는다.

◉ **적응증** 당뇨병 및 폐에 열이 있어서 기침이 나는 환자에게 효과가 있다.

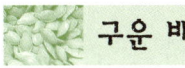 구운 배

● **음식재료**   잘 익은 배 1개, 천초 50알, 밀가루 80g.

● **만드는 법**   ① 이쑤시개로 배에 50개의 구멍을 뚫는다.
　　　　　　　② 구멍마다 천초를 끼워 넣는다.
　　　　　　　③ 반죽한 밀가루로 배를 싸고, 호일로 다시 한 번 싼다.
　　　　　　　④ 잿불 속에 굽거나 가스 불의 약한 불로 굽는다.
　　　　　　　⑤ 다 익으면 호일과 밀가루를 벗겨서 버리고 썰어서 2~3
　　　　　　　　쪽을 빈속에 먹는다.

● **적응증**   기침을 하며 가슴과 옆구리가 켕기면서 아프고, 가래침이
　　　　　　많고, 속이 답답하며 콧물이 흐르는 것을 치료하는 효과가
　　　　　　있으며 특히 노인에게 좋다.

● **주의사항**   구운 배를 먹을 때는 식혀서 먹어야 한다. 뜨거울 때 먹으
　　　　　　면 기침이 더 심해질 수도 있다. 만약 구운 배를 먹고 나서
　　　　　　기침이 더 심해지면 양의 간을 넣고 국을 끓여 먹거나, 양의
　　　　　　위를 익혀서 먹으면 좋아진다.

은행 넣은 오리 찜

● 음식재료   은행 200g, 흰 오리 1kg, 조미용 술 60g, 닭기름 15g, 양조
간장 180g, 돼지기름 500g, 생강, 파, 후추, 식염, 조미료
약간.

● 만드는 법   ① 은행의 껍질과 안쪽의 막을 제거하고, 꼭지를 떼낸다.
② ①을 끓는 물에 데쳐 쓴 물을 빼낸 뒤 물기를 말린 후
비단으로 싸서 돼지기름에 튀긴 후 건져놓는다.
③ 오리의 털과 내장을 제거하고, 머리와 다리의 끝을 제
거하고 물에 씻는다.
④ 식염, 후춧가루, 조미용 술로 손질한 오리의 겉과 속을
버무린 다음 쟁반에 담는다.
⑤ 생강, 파, 후추를 다시 담고 찜통에 넣어 1시간 정도 찐
다음 꺼내어 생강, 파, 후추를 골라낸다.
⑥ 칼로 쟁반에 담아둔 오리의 등을 따라 절개하여 전신의
뼈를 골라낸 뒤 그릇 안에 깐다.
⑦ 그릇의 원을 따라 동그랗게 편 다음 오리고기를 잘라
은행만한 크기로 토막낸다.
⑧ 은행을 넣어 고르게 한 다음 오리 가슴살을 짜낸 즙액
을 넣고 양조간장을 붓는다.
⑨ 찜통에 30분 쪄서 오리 고기를 익힌 후 뒤집어서 쟁반
에 다시 넣는다.
⑩ 양조간장을 다시 넣고, 조미용 술, 식염, 조미료, 후춧
가루, 당면을 약간 넣고 전분을 풀어 걸죽하게 만든 후
돼지기름을 약간 넣고 즙액을 고기 위에 뿌리면 완성
된다.
⑪ 하루 세 끼 나누어 먹는다.

● 적응증   기침, 해수, 기관지염, 천식 환자에게 효과가 좋다.

생강탕

● **음식재료**　생강 250g, 살구씨 160g, 감초 30g, 소금 120g.

● **만드는 법**　① 살구씨의 껍질과 뾰족한 부분을 버린다.
　　　　　② 생강도 껍질을 벗겨 버리고, 잘게 썬다.
　　　　　③ 살구씨와 생강을 젖은 종이에 싸고 호일로 한 겹 더 싸서 잿불 속에 묻어서 굽는다.
　　　　　④ 잿불 속에 약 30분 동안 두었다가 꺼내서 곱게 가루를 낸다.
　　　　　⑤ 가루 낸 것에 소금과 감초를 넣고 다시 갈아서 그릇에 담아 둔다.
　　　　　⑥ ⑤를 아침이나 저녁에 끓인 물에 타서 수시로 먹는다.

● **적응증**　나이 드신 분들의 가슴 답답한 증세에 좋다. 또한 폐에 병이 있어서 가래가 많이 끓고, 기침이 나는 것을 치료하는 데 효과가 있다.

살구씨와 붕어탕

▶ **음식재료**　큰 붕어 1마리, 살구씨 10g, 노란 설탕 30g.

▶ **만드는 법**　① 붕어의 비늘을 제거하고 아가미와 내장을 씻는다.
　　　　　　　② 살구씨의 잡질을 제거한다.
　　　　　　　③ ①과 ②를 같이 솥에 넣고 물을 적당량 넣어서 고기가
　　　　　　　　익을 때까지 끓인다.
　　　　　　　④ 노란 설탕을 넣고 삶은 후에 솥에서 꺼내어 말린다.
　　　　　　　⑤ 한꺼번에 다 먹는데, 고기를 먹고 국물을 마신다.

▶ **적응증**　가래가 많고, 기침을 자주 할 때, 가래가 잘 나오지 않을
　　　　　　때, 뚱뚱한 사람의 만성 기관지염 치료에 활용한다.

▶ **주의사항**　감기 초기에 열이 있을 때는 사용하지 말아야 한다.

 백합살구씨죽

▶ **음식재료**　신선한 백합 50g, 살구씨 10g, 멥쌀 50g, 흰 설탕 적당량.

▶ **만드는 법**　① 살구씨의 껍질과 뾰족한 부분을 버린 다음 빻아서 부
　　　　　　　　순다.
　　　　　　　② 살구씨 가루를 신선한 백합, 멥쌀과 함께 끓여서 멀건
　　　　　　　　죽을 쑨다.
　　　　　　　③ 흰 설탕을 적당히 넣고 따뜻하게 데워서 먹는다.

▶ **적응증**　마른기침을 할 때, 병을 앓은 다음에 허약할 때에 먹으면
　　　　　　좋다.

▶ **주의사항**　감기에 걸려서 기침할 때, 비위가 차서 설사를 자주 하는
　　　　　　　사람은 먹기 전에 반드시 한의사와 상의하는 것이 좋다.

유자 친 닭튀김

◉ **음식재료**　유자 1개, 수탉 1마리, 생강, 파, 소금, 조미료, 음식조리용 술 적당량.

◉ **만드는 법**　① 수탉의 털을 뽑고, 내장을 씻는다.
　　　　　　② 유자의 껍질을 벗겨 유자 속살은 남기고, 유자 속을 닭의 뱃속에 넣는다.
　　　　　　③ 그릇에 파, 생강, 음식조리용 술, 소금, 물을 적당히 붓는다.
　　　　　　④ 충분히 익혀서 나누어 먹는다.

◉ **적응증**　만성기관지염, 노인의 천식, 해수 등에 먹으면 도움이 된다.

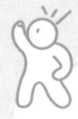

한약 차 제대로 만들고, 제대로 마시기

치료약으로 사용하고 있는 한방 약재 중에는 차로 만들어 마실 수 있는 약재들이 많이 있다. 이러한 약재들은 차로 만들어 마시게 되면 약으로 먹을 때보다 약효가 약하긴 하지만, 꾸준히 지속적으로 먹으면 건강에 큰 보탬이 된다. 그렇다고 무조건 아무 거나 먹어서는 안 된다. 체질과 기운에 따라 몸에 좋지 않은 영향을 끼칠 수도 있으므로 자신에게 해로운 것은 미리 조심하고 주의해야 한다.

한약차를 만들 때는 이렇게!
- 여러 가지 약재가 섞여 있는 약재는 1시간 정도 달여서 마신다.
- 씨앗과 딱딱한 줄기가 들어 있는 약재는 30분~1시간 정도 달인다.
- 열매나 껍질이 들어 있는 약재는 20분~30분 정도 달인다.
- 잎사귀는 녹차를 우려내듯이 5분 이내의 시간만 달이면 된다.
- 약재의 분량은 물 1000ml에 10g 내외로 달이는 것이 좋다.

한약차를 만들 때 너무 오랫동안 달이면 약재의 유효성분이 달아나서 아무런 의미가 없을 수가 있다. 또한 약재의 양이 많거나 너무 오랫동안 달여서 물의 양이 적어지면 맛이 쓰고 역겨워서 마실 수가 없으므로 각각의 약재 특성에 따라 시간 조절을 해야 한다.

맛이 쓸 때 꿀이나 설탕을 넣기보다는 대추나 감초를 2~3개 정도 넣어서 달이는 것이 좋다.

한약차를 마실 때는 이렇게!

한방약재를 이용하여 질병을 예방하고 치료하는데는 주의할 점이 몇 가지 있다.

• 한약차로 빠른 효과를 기대하지는 마세요.
한약을 차로 이용하는 것은 대부분 약효가 강한 것보다는 성질이 부드럽고 강하지 않은 것이 많다. 따라서 한약 차는 효과가 빠르게 나타나지 않고 완만하게 나타나므로 급성 질환의 치료나 빠른 효과를 보기 위해서라면 한약을 지어먹는 것이 낫다.

• 꾸준히, 오랫동안 마셔야 효과를 볼 수 있어요.
한약차는 꾸준하게 오랫동안 마셔야 한다. 성질이 급한 사람은 차 마시기를 좋아하지 않는다. 차는 음미하면서 분위기를 마신다는 기분으로 여유를 가져야 한다. 약효에만 집착하지 말고 차 마시는 것 자체를 즐길 줄 알아야 한다. 효과는 그 다음에 나타난다.

• 다른 사람을 무조건 따라해서는 곤란해요.
다른 사람이 어떤 차를 마신다고 해서 따라 하는 것은 아무런 도움이 되지 않는다. 예를 들어 인삼차가 좋다고 해서 모든 사람에게 다 좋은 것은 아니다. 생각보다 많은 사람들이 인삼을 먹고 가벼운 부작용을 호소한다. 그러니 자신의 체질에 어떤 것이 좋은지 미리 알고 마셔야 한다.

비뇨·생식기 질환에 좋은 음식보약 3

한방에서 비뇨, 생식기는 신장이 주관하는 것으로 본다. 현대 의학과 서로 일치하지 않는 부분도 있기는 하지만 한방의학적으로 질병을 진단하고 치료하는 한의학의 생리관에도 일리는 있다.

보통 양기라고 표현되는 기운은 신장, 방광, 자궁, 외부생식기 기능, 허리, 뼈, 무릎 등의 관절 기능이 모두 포괄되어 있다. 따라서 비뇨기 계통과 생식기 기능은 원기가 튼튼할 때 왕성하고, 원기가 부족하면 소극적이 되어 자연히 성 기능과 생식 기능이 떨어지게 된다.

이 장에서 제시하고 있는 음식은 특히, 남성들이 고민하는 여러가지 비뇨, 생식기 질환의 치료에 좋은 효과가 있는 것들로 꼽히는 것들이다.

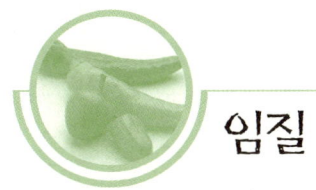

임질

임 질은 신기가 허하고 방광의 열이 주원인이다. 신이 허하면 소변이 잦고, 방광에 열이 있으면 오줌이 잘 나가지 못하여 잦으면서 방울방울 떨어지고, 시원하게 나가지 않는다.

임질은 주로 그 병을 가지고 있는 사람과 잠자리를 했을 경우 감염되는 경우가 많다. 남자의 경우 초기에는 요도에서 농이 나오고, 배뇨통이 있으며, 빈뇨, 잔뇨감을 느끼게 되다가 심해지면 배뇨가 안 되거나 혈뇨가 나오기도 하고 전립선염이나 부고환염으로 발전하기도 한다. 여자의 경우 요도가 남자에 비해 요도가 짧고 굵기 때문에 방광염을 일으키게 되고, 초기에 치료하지 않으면 빈뇨, 배뇨통이 심해지게 된다.

맵거나 짠 음식은 되도록 피하고, 몸에 무리를 주지 않는 음식을 섭취하는 것이 병행되어야 치료의 효과를 볼 수 있다.

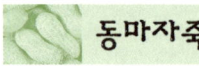 **동마자죽**

▷ **음식재료**   마자인 1홉, 멥쌀 2홉, 파 흰 밑 적당량.

▷ **만드는 법**   ① 삼씨(마자인)를 물에 짓찧어 갈아서 즙을 낸다.
② 삼씨 즙에 멥쌀을 넣고 묽게 죽을 쑨다.
③ 죽이 거의 익으면 파의 흰 밑을 넣고 고루 저어서 충분
히 익힌다.
④ 따뜻할 때 먹는다.

▷ **적응증**   여러 가지 임질로 오줌이 잘 나가지 않고, 빈뇨와 음경 속
이 아픈 것을 치료한다.

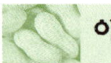 **아욱죽**

▷ **음식재료**   아욱 2kg, 멥쌀 3홉, 파 흰 밑 1줌.

▷ **만드는 법**   ① 아욱을 다듬어 진하게 달인 다음 찌꺼기를 버린다.
② ①에 멥쌀을 넣고 묽게 죽을 쑨다.
③ 죽이 거의 익으면 파의 흰 밑을 넣고 고루 저어서 충분
히 익힌다.
④ 따뜻할 때 먹는다.

▷ **적응증**   여러 가지 임질로 소변이 잘 나가지 않고, 빈뇨와 음경 속
이 아픈 것을 치료한다.

느릅나무껍질 수제비

◉ **음식재료**　느릅나무껍질 80g, 밀가루 150g.

◉ **만드는 법**　① 느릅나무껍질을 물 2000cc에 넣고 달여서 물이 반으로
　　　　　　　　　줄어들면 찌꺼기를 버린다.
　　　　　　　② 그 물에 밀가루를 반죽하여 수제비를 만든다.
　　　　　　　③ 죽이 거의 익으면 파의 흰 밑을 넣고 고루 저어서 충분
　　　　　　　　　히 익힌다.
　　　　　　　④ 따뜻할 때 5~6회 먹으면 효과를 볼 수 있다.

◉ **적응증**　여러 가지 임질로 아랫배가 뻐근하고, 소변이 시원하게 나
　　　　　　가지 않는 것을 치료한다.

 ## 질경이국

◉ **음식재료**　질경이 잎사귀 600g, 멥쌀 2홉, 파 흰 밑 적당량.

◉ **만드는 법**　① 질경이 잎사귀를 물에 깨끗이 씻는다.
　　　　　　　② 물에 쌀과 함께 질경이 잎사귀를 넣고 국을 끓인다.
　　　　　　　③ 국이 거의 익을 무렵 파의 흰 밑을 넣고 고루 저어서 익
　　　　　　　　　힌다.
　　　　　　　④ 빈속에 먹는다.

◉ **적응증**　소변에서 피가 나오고 음경 속이 아픈 것을 치료한다. 몸
　　　　　　에 열이 많은 사람에게 좋다.

포도 달인 물

⊙ **음식재료**　포도즙, 연뿌리즙, 생지황즙, 꿀 각 1*l*.

⊙ **만드는 법**　① 위의 음식 재료를 한데 섞어서 달인다.
　　　　　　　② 묽은 엿처럼 되면 불을 끄고 냉장고에 보관한다.
　　　　　　　③ 매 끼니 전에 200cc 정도씩 매일 먹는다.

⊙ **적응증**　　임질로 소변이 잘 나가지 않고, 조금씩 누며 소변 속에 모
　　　　　　　래알 같은 것이 나오면서 아프고, 핏방울이 떨어지는 것을
　　　　　　　치료한다.

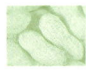 **오리고기국**

⊙ **음식재료**　오리 1마리, 무, 동아, 파 흰 밑 각 150g, 소금, 식초 적
　　　　　　　당량.

⊙ **만드는 법**　① 오리를 먹을 수 있게 손질하고, 뼈는 버린다.
　　　　　　　② 무, 동아, 파 흰 밑을 잘게 썬다.
　　　　　　　③ 위의 재료를 넣고 보통 먹는 것처럼 국을 끓여 소금과
　　　　　　　　식초로 맛을 맞춘다.
　　　　　　　④ 빈속에 먹는다.

⊙ **적응증**　　소변이 잘 나가지 않고, 소변 양이 적으면서 아픈 것을 치
　　　　　　　료한다.

파죽

● **음식재료**   파 흰 밑 10대, 우유 2홉, 멥쌀 3홉.

● **만드는 법**   ① 파의 잔뿌리를 버리고 잘게 썬다.
② 우유에 파를 볶아서 익힌다.
③ 쌀과 물을 적당히 넣고 보통 죽처럼 쑤어서 보관한다.
④ 빈속에 따뜻하게 데워서 먹는다.

● **적응증**   소변이 붉고 잘 나가지 않으며, 배꼽 아래가 당기며 아픈
것을 치료한다.

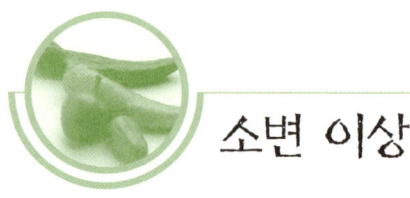

소변 이상

사람은 태어나서 누워 있다가 네 발로 기어다니고 첫돌이 될 때쯤이면 아장아장 걷기 시작하고 얼마 지나지 않아 뛰어 다닌다. 처음에는 대소변도 가리지 못하다가 서너 살이 되면 대소변을 가리기 시작한다. 그러다가 나이가 들어 힘이 없어지게 되면 지팡이에 의지하게 되고, 대소변을 제대로 참아내지 못하는 경우가 생길 수가 있다.

모든 사람들은 건강하게 살다가 편안하게 죽기를 소망한다. 그리고 대부분의 노인들은 '대소변 가리지 못할 정도가 되면 죽는 것이 차라리 낫다.' 는 말을 입버릇처럼 말하곤 한다. 하지만 그렇게 말하던 사람들도 같은 처지에 놓이고 보면 어쩔 수 없이 주위 사람들의 도움을 받지 않을 수가 없다.

남자들에게는 방광과 요도가 연결되는 곳에 밤톨만한 전립선이 있다. 젊어서 임질이나 잡균에 의한 요도염을 자주 앓게 되면 요도 점막은 울퉁불퉁해지고 전립선이 커지게 된다. 물론 연령이 높아지면 대부분의 남자들은 전립선이 커지고 이것이 요도를 눌러서 소변이 잘 나오지 않는다. 여러 사람이 모이는 공공 화장실에 가면 노인들이 한참 동안 서 있는데도 소변이 나오지 않아 쩔쩔매는 경우를 어렵지 않게 볼 수가 있다. 전립선이 커지면 방광 속의 소변을 한꺼번에 모두 내보내지 못하고 어느 정도의 소변이 항상 남아 있게 된다. 그래서 그 다음에 소변이 조금만 차도 또 소변을 보고 싶은 생각이 든다.

한방에서는 노인들이 소변을 자주 보는 경우를 양기(陽氣)부족으로 보고 치료를 한다. 이럴 때는 아랫배를 따뜻하게 해주는 것이 효과적이다. 또한 효과를 볼 수 있는 차로는 생강차와 구기자차가 있다. 하지만 전립선이 지나치게 커져서 소변 장애가 심할 경우에는 수술로 치료를 하기도 한다.

팥 잎사귀국

▶ **음식재료** 팥 잎사귀 600g, 청국장 적당량.

▶ **만드는 법** ① 팥 잎사귀를 손질해서 썬다.
② 청국장에 팥 잎사귀를 넣고 국을 끓인다.
③ 국이 익을 때쯤 해서 갖은 양념을 한다.
④ 따뜻하게 해서 밥과 함께 먹는다.

▶ **적응증** 소변이 잦은 것을 치료한다.

 양두음

▶ **음식재료** 양의 밥통 1보.

▶ **만드는 법** ① 양의 밥통을 깨끗이 씻어서 물을 채우고 아래, 위를 실로 묶는다.
② 물에 ①을 넣고 충분히 익을 정도로 삶는다.
③ 삶아서 익으면 실을 풀고 그 속의 물을 단번에 먹는다.

▶ **적응증** 잠자리에서 어린애가 소변을 참지 못해서 싸거나 노인이 소변을 지리는 경우에 먹으면 좋다.

검은 콩을 넣은 붕어탕

▷ **음식재료**   붕어 300g , 검은 콩 30g.

▷ **만드는 법**   ① 붕어의 비늘을 제거하고 아가미와 내장을 씻는다.
② 검은 콩 씻은 것을 붕어의 뱃속에 넣고 봉합한다.
③ ②에 적당량의 물을 넣고 고기 안의 검은 콩이 완전히 익어서 진한 즙처럼 될 때까지 끓인 뒤에 솥에서 꺼내 식힌다.
④ 먹을 때는 고기를 먹고 국물을 마신다.

▷ **적응증**   온 몸이 부을 때, 소변이 잘 나가지 않을 때, 추위를 잘 탈 때 효과가 있다.

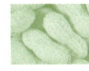 ## 동아탕

▷ **음식재료**   동아 30g.

▷ **만드는 법**   ① 신선한 동아를 취해서 씨를 제거하고 햇볕에 말려 준비한다.
② 매번 말린 동아 30g을 취해서 씻은 후에 물을 한 그릇 넣고 30분 정도 끓인다.
③ 차 대용으로 수시로 마신다.

▷ **적응증**   몸에 열이 많아서 입이 마른 경우, 가슴이 답답한 경우 또는 몸이 부을 때나 소변이 잘 나오지 않을 때 먹는다.

녹차 달인 물

● **음식재료** 녹차 25g, 식초 30g.

● **만드는 법** ① 녹차에 물을 적당하게 붓고 20분 정도 끓여서 찌꺼기는
　　　　　　　　버리고 국물만 600g 정도 모은다.
　　　　　　　　② ①에 식초를 넣고 잘 섞는다.
　　　　　　　　③ 뜨겁게 해서 마신다.

● **적응증** 몸에 열이 많아서 속이 답답하면서 갈증이 날 때, 소변이
　　　　　　잘 나오지 않을 때 먹으면 좋다.

 원추리뿌리 음료

● **음식재료** 원추리 20g, 원추리의 신선한 뿌리 30g.

● **만드는 법** ① 원추리를 썻고, 원추리의 신선한 뿌리를 씻어서 잘게
　　　　　　　　부순다.
　　　　　　　　② 위의 2가지 약재에 물을 적당하게 부어 30분 동안 끓인다.
　　　　　　　　③ 찌꺼기를 버리고 약 250g의 국물을 내어 따뜻할 정도
　　　　　　　　로 식힌다.
　　　　　　　　④ 두 번에 나누어 마신다.

● **적응증** 열이 몸에 많이 쌓여서 생긴 황달, 몸과 눈이 모두 누렇게
　　　　　　변했을 때, 소변 볼 때 빡빡하게 아플 때, 소변에서 모래같
　　　　　　이 작은 결석이 나올 때 먹으면 좋다.

옥수수 수염과 질경이 음료

● **음식재료**　옥수수 수염 50g, 질경이 씨앗 20g, 생감초 10g.

● **만드는 법**　① 옥수수 수염의 잡티를 버리고, 질경이 씨앗을 가제에 싸서 묶는다.
② 생감초는 씻어서 비스듬하게 썬다.
③ 위의 3가지 약재에 적당한 양의 물을 부어 30분 동안 끓이고, 찌꺼기를 버린다.
④ 국물을 내어 따뜻할 정도로 식힌다.
⑤ 나누어 마신다.

● **적응증**　몸에 습기가 많고, 열이 심해서 소변이 시원하게 나가지 않을 때, 급만성 요도염과 방광염 등의 증상을 치료할 때 먹으면 좋다.

 ## 과루근동아탕

● **음식재료**　과루근 30g, 동아 50g.

● **만드는 법**　① 과루근과 동아를 씻어서 조각 낸다.
② 위의 두 가지 약재에 물을 적당히 붓고 끓인다.
③ 과루근이 익으면 소금을 조금 넣고 솥에서 꺼낸 다음 따뜻하게 식힌다.
④ 과루근은 먹고 국물은 마신다.

● **적응증**　몸에 열이 많아서 열이 나거나, 땀이 많이 날 때, 소변이 붉으면서 양이 적을 때 먹으면 좋다.

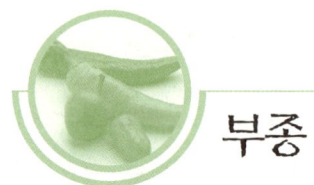 부종

부 종은 신체 조직의 틈 사이에 조직액이 괸 상태를 말한다.
스스로 느낄 수 있는 증세로는 부기가 있는데 이 경우 심하면 손가
락으로 눌렀을 때 눌린 흔적이 생긴다.

전신적인 부종은 심장성, 신장성, 간성, 내분비성, 영양장애성의
부종으로 나눌 수 있고, 국소성의 부종은 혈관, 림프관의 폐색으로
인한 것과 혈관운동성 부종 등으로 나눌 수 있다.

부종이 있는 사람은 부종의 원인이 되는 치료를 하는 것과 아울
러 심할 경우 소금 섭취를 되도록 제한하고, 수분은 하루의 소변
양과 같은 양을 섭취하는 것이 좋다.

약제로는 심장성 부종에는 강심제나 이뇨제를, 네프로시스 증후
군에는 이뇨제나 부신피질호르몬 등을 투여한다.

복수가 차서 배가 불러 있을 때는 이뇨제를 투여하는데 그런데도 낫지 않을 때는 주사기로 액을 빼내는 경우도 있다.

임신부의 경우에는 임신중독증의 염려가 있으므로 반드시 의사와 상의해야 한다.

이 장에서 제시한 음식들은 기운이 약해서 생기는 심장성, 신장성 부종이나 내분비성 부종 등에 적용해 볼 수 있는 음식들로서 전문의의 치료와 함께 섭취하면 효과를 볼 수 있는 음식들이다.

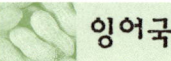 **잉어국**

● **음식재료**　색이 검고 튼실한 잉어 1마리, 붉은 팥, 상백피, 백출, 진피 각 40g, 파 흰 밑 5뿌리.

● **만드는 법**　① 준비한 모든 재료에 물 3000cc를 넣고 같이 삶는다.
② 다 익으면 잉어의 뼈를 발라낸다.
③ 먼저 고기를 먹고 나서 나중에 국물을 조금씩 마신다.

● **적응증**　팔다리와 온 몸이 부었을 때 먹으면 좋다.

● **주의사항**　소금을 쳐서 먹으면 안 된다.

 콩 달인 물

● **음식재료**　잘 익고 큰 콩 1되, 막걸리 2000cc.

● **만드는 법**　① 콩에다 물 10000cc를 넣고 같이 삶는다.
② 물이 1/3로 줄어들면 콩을 건져낸다.
③ 그 물에 막걸리를 붓고 달이다가 물이 반으로 줄어들면 불을 끈다.
④ 매일 아침마다 1홉씩 먹는데 설사가 나거나 땀이 나면 그만 먹는다. 그러면 부기가 내린다. 만약 충분히 낫지 않으면 같은 방법으로 해서 한 번 더 먹는다.

● **적응증**　얼마 되지 않은 부종을 치료한다. 임신부가 출산한 뒤 뱃속이 당기고 불편하면서 기침을 하는 경우에도 먹으면 좋다.

● **주의사항**　갈증이 나더라도 입을 축이기만 해야지 한꺼번에 많은 물을 마셔서는 안 된다.

가물치팥물

◉ **음식재료**   색이 검고 살이 많은 가물치 1마리, 붉은 팥 1되.

◉ **만드는 법**   ① 가물치와 팥을 물 7000cc에 넣고 푹 삶는다.
② 잘 익으면 가물치 뼈와 팥 찌꺼기를 버린다.
③ 찌꺼기를 걸러낸 물을 냉장고에 보관하고 수시로 마신다.

◉ **적응증**   산후에 몸이 부었을 때 먹으면 좋다.

◉ **주의사항**   이 물을 먹고 나서 설사가 나는 경우에는 복용을 중단한다.

율무죽

◉ **음식재료**   율무 100g, 말린 밤 100g, 무씨 50g.

◉ **만드는 법**   ① 3가지 음식재료를 물에 넣고 1시간 이상 끓여서 죽을 만든다.
② 죽이 식으면 하루에 3번 먹는다.
③ 식사 후에 따로 먹어도 좋고, 식사대용으로 먹어도 좋다.

◉ **적응증**   항상 몸이 피로하고 잘 붓는 경우에 먹으면 몸이 가벼워지고 부기도 내린다.

◉ **주의사항**   변비가 생기는 경우에는 먹지 않는 것이 좋다.

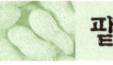 **팥죽**

◉ **음식재료**   붉은 팥 500g, 돼지콩팥 1쌍, 볶은 소금 조금.

◉ **만드는 법** ① 먼저 붉은 팥을 삶아서 물을 버린다.
② 팥을 짓눌러서 찌꺼기를 버리고 쌀과 함께 넣어서 죽을
   쑨다.
③ 돼지콩팥을 잘게 썰어둔다.
④ 죽이 끓을 때쯤 해서 썰어둔 돼지콩팥을 넣고 콩팥이
   다 익으면 볶은 소금을 넣어서 먹는다.

◉ **적응증**   부종을 치료한다. 보름 이상 꾸준히 먹으면 낫는 것을 경
험할 수 있다. 가벼운 경우에는 효과가 더욱 빠르다.

 호박물

◉ **음식재료**   잘 익은 늙은 호박 1kg.

◉ **만드는 법** ① 호박을 큼지막하게 썰어 압력밥솥에 넣고 찐다.
② 압이 내려가서 온도가 미지근해지면 가제에 싸서 물을
   내린다. 철망에 놓고 눌러서 물을 내려도 좋다.
③ 수시로 마신다. 꿀을 타서 마셔도 좋다.

◉ **적응증**   몸이 붓는 증상이 오래되지 않았을 경우에 먹으면 좋다.
오래된 경우에는 별로 효과가 없다.

◉ **주의사항**   체중이 많이 나가는 사람은 꿀을 타서는 안 된다.

옥수수 수염 달인 물

◉ **음식재료**   옥수수 수염 100g, 흰 설탕 30g.

◉ **만드는 법**   ① 옥수수 수염에서 잡티나 먼지를 골라내고 깨끗이 손질
　　　　　　　　한다.
　　　　　　　② ①에 물을 적당하게 붓고 25분 동안 달인 다음 찌꺼기
　　　　　　　　를 버린다.
　　　　　　　③ ②에 다시 흰 설탕을 넣고 따뜻할 정도로 식힌다.
　　　　　　　④ 나누어서 마신다.

◉ **적응증**   몸이 부었을 때, 고혈압, 만성 신우염 등을 치료할 때 먹으
　　　　　　면 좋다.

 ## 띠뿌리죽

◉ **음식재료**   신선한 띠뿌리 200g(마른 띠뿌리는 50g), 쌀 200g.

◉ **만드는 법**   ① 우선 띠뿌리를 씻고, 물을 적당히 붓고 반쯤 될 때까지
　　　　　　　　끓인 다음 약 찌꺼기를 버린다.
　　　　　　　② 다시 쌀을 더 넣고 죽이 될 때까지 끓인다.
　　　　　　　③ 하루에 나누어 여러 번 먹는다.

◉ **적응증**   몸이 부을 때, 소변이 시원하게 나가지 않을 때 먹으면 효
　　　　　　과가 좋다.

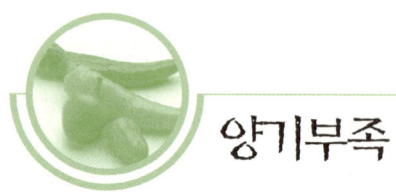 양기부족

대부분의 젊은 남자들은 이른 아침에 자신의 음경이 커져있는 것을 흔히 보게 된다. 소변이 가득 차서 방광과 음경 주위의 신경이 자극을 받아서 그렇다고도 하는데 나이가 들면서 매일 아침 그러지 못하고 한두 번씩 건너뛰다가 서서히 사라져 버리기도 한다. 어른들은 '조양(아침에 양기가 솟는 것)이 없는 남자에게는 돈도 빌려주지 말라.'고 말할 정도로 남자의 건강과 아침 양기와의 관계를 중요하게 생각하기도 했다.

한방에서는 아침에 해가 뜨는 것처럼 남자들도 양기가 움직인다고 했다. 실제로 방광에 소변이 없더라도 건강한 사람은 양기가 솟는다. 하룻밤 사이에 1번 이상 음경이 발기되었다가 사라지는 것은 실험을 해보아도 알 수가 있다. 잠들기 전에 3~4장의 이어진 우표를 음경에 감아두었다가 아침에 일어나 보면 우표의 점선이 뜯어진 것을 확인할 수가 있다. 우표가 뜯어져 있다면 이런 사람들은 양기에 아무런 문제가 없다고 해도 좋다.

육체적 노동을 하는 사람들은 대개 아침 양기가 강한 반면에 사무직이나 정신적으로 스트레스를 많이 받는 사람은 아침 양기가 약한 경우가 많다. 그렇다고 너무 좌절하지 않기 바란다. 스트레스로 인해 다소 양기가 부족해졌다면 운동을 하거나 몸을 보하거나 해서 기력을 회복시키면 된다. 기력이 강해지면 대부분 아침 양기는 다시 솟게 된다.

대체로 피곤이나 스트레스 등으로 인해 기혈이 허약해지면 양기는 물론이고 정액이 없어지고, 몸에 영양을 공급하지 못해 여위게 된다. 그러니 스트레스는 마음가짐으로 풀도록 노력하고 아울러 음식으로 양기를 보강하는 것도 좋은 방법이다.

양의 콩팥국

◉ **음식재료** 양의 콩팥 1쌍, 양의 허파 150g, 파 흰 밑 5대, 육종용 40g.

◉ **만드는 법** ① 양의 콩팥에서 기름과 막을 버리고, 양의 허파는 잘게 썬다.
② 육종용을 소주에 하룻밤 담가 두었다가 겉의 껍질을 긁어버리고 잘게 썬다.
③ 위의 음식재료를 모두 넣고 국을 끓인 다음 양념을 해서 먹는다.

◉ **적응증** 몸이 여위고, 양기가 쇠약하고 허리와 다리에 힘이 없는 경우에 먹으면 낫는다. 소음인 체질에 가장 효과적이다.

 암탉고기죽

◉ **음식재료** 어린 암탉 1마리, 살구씨 10알, 찹쌀 3홉, 생강, 대추 적당량, 정종 2홉, 파극 20g.

◉ **만드는 법** ① 암탉을 손질해서 물에 넣고 푹 삶은 다음 즙을 내고, 뼈와 건더기는 버린다.
② 그 물에 쌀을 넣고 멀건 죽을 쑨다.
③ 죽이 익을 무렵에 살구씨, 파극, 생강, 대추를 넣고 다시 달여서 그 물을 마신다.

◉ **적응증** 기운을 도우며, 힘줄과 뼈를 든든하게 하고, 방광에 쌓인 냉기를 없애고 신장의 원기를 보강한다.

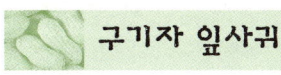 **구기자 잎사귀죽**

◉ **음식재료** 구기자 잎사귀 300g, 멥쌀 적당량.

◉ **만드는 법** ① 구기자 잎사귀를 따서 쌀과 함께 죽을 쑨다.
　　　　　　　② 갖은 양념을 하되 매운 맛이 강하지 않게 해서 아침마다 빈속에 먹는다.

◉ **적응증** 허약한 사람에게 기운을 넣어주고, 항상 피곤하고, 조금만 말을 하면 목이 마르고 지치는 사람이 먹으면 좋다. 소양인 체질에 적당하다.

 참새고기죽

◉ **음식재료** 참새 5마리, 좁쌀 1홉, 파 흰 밑 3뿌리, 정종 1홉.

◉ **만드는 법** ① 참새고기를 볶은 다음 정종 1홉을 넣는다.
　　　　　　　② 약간 끓이다가 큰 잔으로 물 2잔 반과 좁쌀을 넣고 죽을 쑨다.
　　　　　　　③ 죽이 익을 무렵에 파 흰 밑과 양념을 넣고 한 번 더 끓인다.
　　　　　　　④ 약간 매운 맛이 돌게 해서 아침마다 빈속에 먹는다.

◉ **적응증** 몸이 여위고, 양기가 약해진 것을 치료한다. 항상 피곤하고, 음식 생각이 없는 사람이 먹으면 좋다.

돼지콩팥죽

● **음식재료** 돼지콩팥 1쌍, 구기자 잎사귀 300g, 각종 양념 적당량.

● **만드는 법** ① 돼지콩팥을 잘게 썬다.
② 돼지콩팥과 구기자 잎사귀를 넣고 보통의 방법으로 죽을 쑨다.
③ 죽이 완성되면 갖은 양념을 하되 맵지 않게 해서 아침마다 빈속에 먹는다.

● **적응증** 몸이 여위고, 팔다리에 힘이 없는 것을 치료한다. 성질이 급하고, 자주 허리가 아프거나 잠잘 때 식은땀을 많이 흘리는 어린이와 노인들이 먹으면 좋다.

 토사자 음료

● **음식재료** 토사자 50g, 검은 설탕 60g.

● **만드는 법** ① 토사자를 가루 낸다.
② 가루 낸 토사자를 검은 설탕과 함께 솥에 넣고 적당량의 물을 넣고 끓인다.
③ 찌꺼기는 버린다.
④ 차처럼 마신다

● **적응증** 하초의 양기가 약해서 정액의 양이 적은 경우, 정충의 활동이 떨어진 경우, 조루증이 있을 때, 허리가 아프고 무릎이 시린 경우 등을 치료할 때 먹으면 좋다.

양고기 음양곽 볶음

🔵 **음식재료**　　음양곽, 선모 각 10g, 기름기 없는 어린 양고기 250g, 파 50g, 식용유, 녹말가루, 간장, 설탕, 막걸리, 조미료 적당량.

🔵 **만드는 법**　　① 음양곽과 선모를 씻고, 양고기와 파는 실처럼 가늘게 자른다.

② 음양곽과 선모를 냄비에 넣고 물을 붓고 끓여서 500ml 의 국물을 만든 다음 불에서 내려 식힌다.

③ 이 국물에 양고기와 녹말가루를 넣어 골고루 뒤섞는다.

④ 기름을 냄비에 두르고 가열한 다음, 잘 뒤섞은 양고기를 넣고 볶다가 다시 파, 간장, 설탕, 식초, 막걸리, 조미료를 넣고 양고기가 완전히 익으면 냄비에서 꺼낸다.

⑤ 반찬을 곁들여 먹어도 된다.

🔵 **적응증**　　양기가 허약하거나 기운이 부족한 사람이 먹으면 좋다. 또한 보통사람이 운동하기 전이나, 운동선수가 시합 전에 먹으면 좋다.

 ## 호두죽

🔵 **음식재료**　　녹말가루 30g, 호두 부순 것 15g, 붉은 대추(씨를 제거한 것) 5~7개, 엿 적당량.

🔵 **만드는 법**　　① 녹말가루를 먼저 찬물에 풀고 물 속에서 젓는다.

② 다시 호두 부순 것과 붉은 대추를 넣고 달여 풀죽을 만들고, 설탕을 탄다.

③ 때에 관계없이 수시로 먹는다.

🔵 **적응증**　　양기가 약해서 몽정할 때, 허리가 아프거나 무릎이 시큰거릴 때 먹으면 좋다. 소양인 체질에 적합하다.

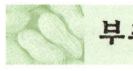 **부추양고기 물만두**

◐ **음식재료** 부추 750g, 양 등뼈 부위의 고기 200g, 원추리 30g, 검은
색의 목이버섯 15g, 겨울철 죽순 90g, 간장, 고운 소금, 생
강가루, 막걸리, 참기름, 밀가루 각 적당량.

◐ **만드는 법** ① 양고기를 다져 큰 그릇에 넣은 다음 간장, 소금, 생강가
루, 막걸리 등을 넣고 잘 버무려 준비해 둔다.
② 목이버섯과 원추리를 따뜻한 물에 데친 다음 깨끗이 씻
고 다듬어 준비해 둔다.
③ 부추와 겨울철 죽순을 씻어서 다듬어 둔다.
④ 위의 음식재료를 큰 그릇에 담고 참기름을 넣어 잘 버
무린다.
⑤ 밀가루에 물을 적당히 부어서 밀가루 반죽을 만들고 그
것으로 만두피를 만든다.
⑥ ⑤에 소를 넣어 물만두를 만든다.
⑦ 주식으로 먹는다.

◐ **적응증** 양기가 부족해서 발기장애가 있을 때 먹으면 좋다.

◐ **주의사항** 감기에 걸려서 열이 날 때는 먹지 않는 것이 좋다.

육종용양고기죽

◎ **음식재료** 육종용 10~15g, 양고기 60g, 멥쌀 100g, 소금 적당량, 파의 흰 밑뿌리 2개, 생강 3조각.

◎ **만드는 법** ① 육종용과 양고기를 따로따로 나누어서 씻은 다음 잘게 자른다.
② 먼저 그릇에 육종용을 넣고 끓여서 국물을 내고 찌꺼기를 버린다. 그 다음에 양고기와 멥쌀을 넣고 같이 끓여서 끓을 때까지 기다린다.
③ 다시 소금, 생강, 파의 흰 밑뿌리를 넣고 끓여 묽은 죽을 쑨다.
④ 나누어서 여러 번 먹는다.

◎ **적응증** 양기가 부족해서 발기장애가 있거나 몽정할 때, 조루가 있을 때, 여성들의 불임, 허리가 시리고 차면서 아플 때, 소변을 자주 볼 때, 밤만 되면 소변을 많이 볼 때, 오줌싸게 및 평소 체질이 허약하여 항상 피로하고 잘 체할 때, 추위를 많이 탈 때, 팔다리가 차가울 때, 노인들이 양기가 부족해서 변비가 있을 때 먹으면 좋다.

부추죽

음식재료 신선한 부추 30~60g(또는 부추씨 5~10g), 멥쌀 100g, 소금 적당량.

만드는 법 ① 신선한 부추를 씻어 잘게 썬다(또는 부추씨를 곱게 간다).
② 먼저 멥쌀을 끓여 죽을 쑨다.
③ 죽이 익기를 기다려서 썰어놓은 신선한 부추 또는 곱게 갈아놓은 부추씨와 소금을 함께 넣어 멀건 죽을 쑨다.
④ 여러 번 나누어 따뜻하게 데워서 먹는다.

적응증 몸이 차고 허해서 오랫동안 설사할 때, 발기부전, 조루, 대변이 묽을 때 먹으면 좋다.

주의사항 부추는 신선한 것을 잘 골라서 사용해야 한다. 또한 죽을 쑨 다음에는 되도록 따뜻할 때 바로 먹도록 하고, 죽을 만든지 하루가 지난 것은 먹지 않도록 한다. 음기가 부족하여 몸에 열이 달아오르는 사람, 몸에 종기가 난 사람, 눈병이 있는 사람은 먹어서는 안 된다.

양의 콩팥탕

● **음식재료** 양의 콩팥 2개, 육종용 30g, 양의 기름 120g, 후추 6g, 초과 6g, 말린 귤껍질 6g, 필발 6g, 생강 5g, 파 5g.

● **만드는 법** ① 양의 콩팥을 씻어 조각 낸다.
② 양의 기름을 씻어 조각 낸다.
③ 육종용을 술에 담갔다가 조각 낸다.
④ 후추, 초과, 필발, 육종용, 말린 귤껍질에서 잡티나 먼지를 없앤다.
⑤ 손질한 재료를 모두 천으로 싼다.
⑥ 이 약주머니를 양의 콩팥, 양의 기름과 함께 물을 적당히 붓고 양의 콩팥이 익을 때까지 끓인다.
⑦ 충분히 끓인 다음에 약주머니는 꺼내고 씻은 생강, 파를 넣고 더 끓인다.
⑧ 양의 기름과 양의 콩팥은 먹고 국물은 마신다.

● **적응증** 양기가 부족해서 정액이 적을 때, 발기장애가 있을 때 먹으면 좋다.

근육·골격 질환에 좋은 음식보약 4

식물처럼 움직이지 않는 생물과는 달리 끊임없이 활동하는 사람에게 중요한 것이 바로 근육과 골격이다.

근육과 골격계통에 손상이 오면 가장 먼저 통증이 나타나게 된다. 그렇지만 다른 질병에 비해 초기에 통증이 느껴지는 것은 고마운 일이 아닐 수 없다. 얼핏 이해가 되지 않을 수도 있으나 통증은 우리 몸을 보호하는 기능을 한다. 일단 어디가 아프면 그 부분을 조심하게 되고, 원인을 찾기 위해 애를 쓰기 때문에 적절한 치료가 이루어질 수 있다.

그런데 이런 경우 원인을 찾기보다 통증을 완화하는 것에만 급급해 하는 사람들이 종종 있다. 주의해야 할 일이다. 통증이 느껴질 때는 그것만 신경쓰지 말고 서둘러 통증의 근본 원인을 찾아 치료를 해야 한다. 통증을 완화하는 것에만 치중하다 보면 근육과 골격이 더 손상되어 자칫 근본적인 치료가 더욱 힘들어질 수 있기 때문이다.

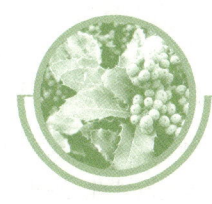

다리 통증

연세가 드신 어른들은 다리가 아프다는 말씀을 자주 한다. 다리가 아픈 것은 대개 신장의 기운이 부족하여 풍사를 받아서 생기는 경우가 많다. 나이 드신 분들이 아니더라도 지나치게 피로하면 자연히 신장의 기운이 약해지고, 몸이 허약해져 몸 전체 근육이 아프고 무거워진다. 관절이나 근육이 아픈 경우에는 어떤 치료방법보다 '침'을 이용한 치료가 그 효과면에서 탁월하다.

53세의 박씨 아주머니는 구내매점에서 가게를 맡아본다. 젊어서 남편을 사별하고 삶에 의욕을 전혀 느끼지 못하는 사이에 체중은 몰라볼 정도로 늘어났다. 먹고 잠자는 것 외엔 낙이 없었다. 어떻게 세월이 흘러갔는지 40대 후반이 되어서야 제정신을 차리게 되었으나 몸은 아프지 않은 곳이 하나도 없었다.

하루 종일 서서 물건을 팔아야 하기 때문에 무릎관절은 커다란 쇠못으로 콕콕 찌르는 것과 같았고 밤이 되어 집에 돌아올 때면 다리가 얼마나 저린지 울음이 나올 정도였다. 2년 전에 허리의 디스크가 튀어나와 수술을 받았으나 고통은 여전했다. 어디를 가나 모두 '신경통'이라고 대수롭지 않게 말을 하지만 그녀는 참아내기가 너무 괴로웠다.

그녀가 마지막으로 찾은 방법이 한방 치료였다. 그렇지만 가게 일 때문에 치료를 거른 적도 많았고 겁이 많아 침 한 번 맞으려면 큰맘을 먹어야 했다. 한약은 살이 찐다며 한 번도 먹지 않았고, 처음 얼마 동안은 효과가 없다고 불평불만이 대단했다.

그런데, 6개월이 지나자 상황이 달라졌다. 그녀 자신은 여전히 침 맞는 걸 두려워 하면서도 주위 사람들에게는 침 때문에 병을 고쳤다며 사람들을 끌고 다녔다.

모든 통증은 신경을 통해서 느껴진다. 한방에서 바라볼 때 어딘가 아프다는 것은 기운이나 피의 순환에 장애가 있다는 말이고 통증을 없애려면 기운과 피의 흐름을 정상화시켜야 된다. 그런데 침의 기능은 마음을 조절하고 기운의 순환을 정상화시키는 것이니 아주 적절한 방법이 아닐 수 없다.

침 치료는 아주 허약한 사람을 제외하고는 거의 모든 질환에 사용할 수가 있다. 가장 효과적인 질병은 관절질환이나 신경통과 같은 병이다. 수술을 하지 않아도 될 정도의 질환이 있는 경우라면 침 치료를 적극 권하고 싶다.

　한때 침의 효과를 부정하는 의학자들이 많았던 적도 있었으나 지금은 여러 차례의 검증을 통해 부작용이 거의 없으면서 통증을 조절하는 효과가 뛰어나다는 것이 입증되었다. 아울러 전세계적으로 의학교과서에 침 치료법이 소개되고 있고 미국을 비롯한 유럽 각국에서도 침으로 통증을 없애는 방법이 보편화되고 있는 추세이다.

　다리가 아파 고통스럽다면 침 치료를 받아보고, 치료와 더불어 이 장에서 소개한 음식들을 꾸준히 먹어보길 권한다. 이 장에서는 다리가 아플 때 몸을 보하는 음식을 소개한다. 치료와 더불어 이 음식들을 먹는다면 큰 효과를 보게 되리라 생각한다.

양의 등골뼈국

◉ **음식재료**　양의 등골뼈 1개, 파 흰 밑 20개, 멥쌀 4홉.

◉ **만드는 법**　① 양의 등골뼈를 적당한 크기로 잘라 물 7000cc에 넣고
고아서 물이 반으로 줄어들면 뼈를 건져낸다.
② 매번 국물 1000cc에다 쌀 2홉, 파와 멥쌀 등을 넣어서
죽을 쑨다.
③ 죽이 완성되면 소금, 간장 등을 넣고 간을 맞춰 아침마
다 먹는다.

◉ **적응증**　신장이 약해서 허리와 다리가 아파서 몸을 돌리거나 움직
이지 못하는 것을 치료한다.

 ## 양의 콩팥 만두

◉ **음식재료**　양의 콩팥 1쌍, 산수유, 건강, 천초, 계피 각 40g, 밀가루
300g.

◉ **만드는 법**　① 양의 콩팥 1쌍의 기름과 막을 버리고 잘게 썬 다음 절
구에 넣고 찧어 만두 속을 만든다.
② 산수유, 건강, 천초, 계피를 넣고 달여서 반으로 물이
줄면 건더기를 버리고 밀가루를 반죽한다. 나머지 물은
만두를 삶을 때 사용한다.
③ 만두를 빚어 산수유, 건강, 천초, 계피 달인 물에 넣고
삶아서 국물째 먹는다.

◉ **적응증**　신장의 기운이 약해서 허리와 다리가 아픈 것을 치료한다.

매실씨앗죽

◉ **음식재료** 매실씨앗 20g, 멥쌀 2홉.

◉ **만드는 법** ① 매실씨앗을 곱게 간다.
② 멥쌀로 죽을 쑤는데 반쯤 익으면 곱게 간 매실씨앗을 넣고 고루 젓는다.
③ 죽이 완성되면 빈속에 먹는다.

◉ **적응증** 허리와 다리가 아파서 몸을 돌리지 못하는 것을 치료한다.

 쇠무릎죽

◉ **음식재료** 쇠무릎 600g, 멥쌀 3홉, 메주콩 200g.

◉ **만드는 법** ① 쇠무릎 말린 것을 잘게 썬다.
② 메주콩을 물에 넣고 달여서 반이 되면 콩을 꺼낸다.
③ 콩 달인 물에 쇠무릎과 쌀을 넣고 죽을 쑨다.
④ 죽이 완성되면 소금과 간장을 쳐서 빈속에 먹는다.

◉ **적응증** 허리와 무릎이 당기고 아픈 것을 치료한다.

◉ **알아둡시다** 쇠무릎은 주로 그 뿌리를 한약으로 쓴다. 한약명은 '우슬'이다. 무릎관절이 아플 때 효과가 좋다.

두충국

● **음식재료** 두충 60g, 돼지콩팥 1쌍, 파 흰 밑 7개.

● **만드는 법** ① 두충을 물에 넣고 달여서 물이 반으로 줄면 찌꺼기를
　　　　　　　　버린다.
　　　　　　　② 양의 콩팥 1쌍의 기름과 막을 버리고 잘게 썬다.
　　　　　　　③ ②를 물에 넣고 다시 달여서 파 흰 밑 7대, 소금, 식초,
　　　　　　　　생강을 넣고 국을 끓인다.
　　　　　　　④ 국을 밥과 함께 먹는다.

● **적응증** 신장의 기운이 약해서 허리와 다리가 아픈 것을 치료한다.

보신탕

● **음식재료** 개고기 600g, 파 흰 밑 7개, 산초 적당량.

● **만드는 법** ① 개고기의 기름과 막을 버린다.
　　　　　　　② 파 흰 밑 7대, 소금, 식초, 생강과 산초 적당량을 넣고
　　　　　　　　삶거나 찐다.
　　　　　　　③ 시간에 상관없이 아무 때나 양껏 먹는다.

● **적응증** 신장의 기운이 약해서 허리와 다리가 아픈 것을 치료한다.

● **알아둡시다** 개고기는 신장(腎臟)을 보강해 준다.

모과탕

● **음식재료** 양고기 1kg, 초과 5g, 모과 1kg, 완두콩 300g, 멥쌀 500g, 흰 설탕 200g, 소금, 조미료, 후추 약간.

● **만드는 법** ① 모과는 국물을 내어 둔다.
② 양고기는 씻어서 작은 사각형 모양의 덩어리로 자른다.
③ 멥쌀, 초과, 완두콩을 나누어 씻어서 양고기와 함께 냄비에 넣고, 모과즙과 물을 적당량 더한다.
④ 센 불 위에 냄비를 놓고 끓이다가, 약한 불로 옮겨서 완두콩이 흐물흐물해지고 고기가 완전히 익을 때까지 푹 삶는다.
⑤ 먹을 때 흰 설탕과 소금, 조미료, 후추를 넣는다.
⑥ 식사할 때 반찬을 곁들여 먹어도 된다.

● **적응증** 소화기관이 약한 사람이 다리가 아프고 부을 때, 발바닥이 아플 때, 팔다리 감각이 무뎌지면서 편하지 않을 때 먹으면 좋다.

 양의 족발 국수

● **음식재료** 양의 발굽 5개, 생강가루 30g, 국수 100g, 파, 식초, 막걸리, 고운 소금 각 적당량.

● **만드는 법** ① 양의 발굽을 깨끗이 씻고, 물을 적당히 넣은 냄비에 넣어서 푹 삶은 다음 잘라서 준비해 둔다.
② 자른 양의 발굽과 국수 한 덩어리를 발굽 삶은 물에 다시 넣고 끓인다.
③ 국수가 익으려 할 때 생강가루, 파, 식초, 막걸리, 소금 등을 넣고 익기를 기다렸다가 '양족발 국수' 를 만들어 낸다.
④ 빈속에 먹는다.

● **적응증** 다리가 아플 때 먹으면 좋다.

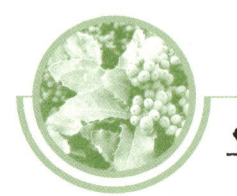

요통

요통은 허리가 아픈 증세를 통틀어 이르는 말로서, 조사에 의하면 네 발을 사용하는 동물들은 직립 보행을 하는 사람보다 척추 구조가 안정되어 있어서 요통이 그리 많지 않다고 한다.

요통은 요추(腰椎)나 천추(薦椎) 등의 구조상이나 역학적 이상, 요부의 근육·근막(筋膜)·건(腱), 신경의 장애(외과·정형외과적 원인)를 비롯하여 내장장기의 질환(내과적 원인)·골반장기의 질환(산부인과·비뇨기과적 원인) 등에 의해서 일어나는 것으로 보고 있다.

인간은 신체구조상 기립·보행·질주하게 되어 있기 때문에 요부에 역학적인 약점이 생겨 장애가 일어나기 쉽다. 정형외과적 질환으로는 추간판탈출증(椎間板脫出症), 변형성 척추증, 척추과민증이 많고, 때로는 척추카리에스, 척추종양을 볼 수 있다.

내장신경의 반사통(反射痛)으로서 요통을 호소하는 내과적 질환에는 췌장질환, 위·십이지장질환, 담낭질환, 당뇨병성 신경염으로 심한 요통을 호소할 때가 있다.

또한 산부인과·비뇨기과적 질환으로는 자궁위치 이상·월경·임신·골반염·자궁암·난소종양 외에 신장종양·요로결석 등을 들 수 있다. 이 외에도 원인이 분명하지 않은 요통을 일괄하여 요통증이라고 한다.

이처럼 원인이 다양하기 때문에 아픔의 정도와 증세도 다양하다. 치료 방법은 크게 보존 요법과 수술 요법으로 구분한다. 보존 요법에는 급성기의 치료 방법인 안정·찜질·주사 및 약물요법 등이 있으며, 만성기의 치료 방법으로는 골반견인(骨盤牽引)·온열요법·코르셋·운동요법 등이 있다.

한의학에서는 요통을 선천적으로 체질이 약하거나 오랜 병으로 몸이 허약하여 노쇠하거나 성생활 과도로 인하여 신정(腎精)이 부족하여 경맥이 영양을 공급받지 못하여 발생하는 것으로 보고 있다. 이 장에서는 주로 신정이 부족하여 발생한 것과 다쳐서 아픈 허리에 적용할 수 있는 음식을 소개했다.

양의 등골뼈국

◉ **음식재료** 양의 등골뼈 1마리 분량, 양고기 500g, 양의 콩팥 2개, 파 흰 밑 5대, 좁쌀 2홉.

◉ **만드는 법** ① 양의 등골뼈를 잘라서 물에 넣고 1/3분량이 될 때까지 끓인다.
② 양의 콩팥과 양고기를 핏기가 없을 때까지 볶는다.
③ ②를 국물에 넣고 생강과 파 등의 양념을 친 다음에 다시 끓여서 국을 만든다.
④ 따뜻할 때 먹는다.

◉ **적응증** 신장 기운이 차서 허리와 다리가 저리고 아프며 움직일 수 없을 때 먹으면 낫는다. 소음인 체질에 가장 효과적이다.

 돼지 위 볶음

◉ **음식재료** 돼지 위 1보, 술 1홉, 파, 후추, 소금, 된장 적당량.

◉ **만드는 법** ① 돼지 위를 끓는 물에 담근 뒤 꺼내어 볶는다.
② 피 색깔이 사라질 때쯤 파, 후추, 소금, 된장 적당량을 넣고 완전히 익을 때까지 볶는다.
③ ②를 술과 함께 안주로 따뜻할 때 먹는다.

◉ **적응증** 하초의 풍랭(風冷)으로 허리와 다리가 저리고 아파서 움직일 수 없을 때 먹으면 낫는다. 소양인 체질에 가장 효과적이다.

두충 콩팥요리

음식재료 두충 12g, 돼지콩팥 20g, 파의 흰 밑뿌리 50g, 조리용 술, 조미료, 간장, 콩가루, 마늘, 생강, 소금, 흰 설탕, 산초를 비슷하게 혼합.

만드는 법 ① 돼지 콩팥에서 지저분한 부위는 손질하여 씻은 뒤 조각 낸다.
② 두충을 씻어서 물을 붓고 삶아서 50ml 정도의 진한 국물을 만든다.
③ 생강을 으깨고 파를 썬다.
④ 두충 국물 반에 소주와 콩가루 각 15g을 넣고, 소금으로 돼지콩팥을 고루 섞는다.
⑤ 흰 설탕, 조미료, 식초, 간장, 콩가루 5g을 혼합한다.
⑥ 우선 냄비에 기름을 넣고 가열한 다음, 산초를 넣고 그 후에 돼지콩팥과 파, 생강, 마늘을 넣고서 볶는다.
⑦ 혼합한 국물을 붓고 고르게 익힌 다음 그릇에 올려놓으면 된다.
⑧ 따뜻하게 해서 반찬으로 먹는다.

적응증 하초가 약해서 허리가 아플 때, 걸음걸이에서 힘이 없을 때, 발기장애, 어지러움, 소변을 자주 볼 때, 나이 들어서 귀가 울릴 때, 고혈압 등에 먹으면 좋다.

구기자 돼지머리 곰

◉ **음식재료** 참마 50g, 구기자 15g, 돼지머리 1개, 생강, 파의 흰 밑뿌리, 조미료, 소금 적당량.

◉ **만드는 법** ① 돼지머리를 물에 떠워서 씻는다.
② 참마, 구기자를 씻어서 파, 생강, 물 적당량과 함께 냄비에 넣는다.
③ 처음엔 강한 불로 가열하다가 약한 불로 푹 익힌다.
④ 먹을 때는 소금과 조미료를 골고루 뿌린다.
⑤ 여러 번 나누어서 먹는다.

◉ **적응증** 하초가 약해서 어지러울 때, 머리가 아플 때, 허리가 시리고 무릎이 시큰거릴 때 먹으면 좋다.

 ## 참마 돼지콩팥 썰이

◉ **음식재료** 당귀, 당삼, 참마 각 10g, 돼지콩팥 500g, 간장, 식초, 생강, 마늘, 참기름 적당량.

◉ **만드는 법** ① 돼지콩팥은 잘게 자른 다음 근막을 버리고 씻는다.
② 당귀, 당삼, 참마를 씻고 돼지콩팥을 냄비 안에 넣는다.
③ 물을 적당히 붓고 돼지콩팥이 익을 때까지 삶는다.
④ 돼지콩팥을 건진 다음 식기를 기다려서 잘게 자른다.
⑤ 넓은 그릇에 돼지콩팥을 놓고, 간장, 식초, 생강즙, 마늘가루, 참기름으로 간을 맞춰서 먹으면 된다.
⑥ 반찬을 곁들여 먹어도 된다.

◉ **적응증** 허리가 시고 아플 때, 가슴이 두근거릴 때, 숨이 찰 때, 잠을 깊이 자지 못할 때, 기혈이 손상되지 않은 사람의 땀이 많은 증상 등에 좋다.

구기자 돼지고기 볶음

● **음식재료**   구기자 100g, 익힌 어린 죽순 100g, 기름기 적은 돼지고기 500g, 돼지기름 100g, 식용유, 흰 설탕, 조미료, 조미용 술, 참기름, 순두부가루, 간장 적당량.

● **만드는 법**   ① 돼지고기를 씻고 근막을 제거한 다음, 7cm의 길이로 자른다.
② 어린 죽순을 잘라 같은 길이와 모양으로 자른 후, 구기자를 씻어둔다.
③ 냄비에 기름을 넣고 끓인 후, 고기를 얇게 썬 것과, 죽순을 얇게 자른 것을 같이 냄비에 넣는다.
④ 조미용 술을 넣고 볶은 다음, 흰 설탕, 간장, 소금, 뜨거운 물, 조미료를 넣어서 섞은 후, 구기자를 넣고, 볶는다.
⑤ 참기름을 넣어서 섞은 다음, 쟁반 위에 올려서 완성한다.
⑥ 반찬을 곁들여 먹어도 된다.

● **적응증**   신체가 약하면서 힘이 없을 때, 빈혈이 있어서 어지러울 때, 사물을 볼 때 어른어른하는 경우, 하초가 약해서 발기장애가 있을 때, 요통 등에 먹으면 좋다. 신체를 보강하고 오래 살 수 있게 도와준다. 소양인 체질에 적합하다.

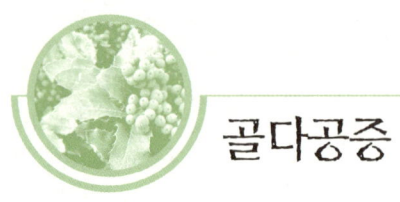

골다공증

시대가 변하면 질병의 양상도 변화하게 된다. 과거에는 못 먹어서 걱정했었는데 이제는 필요이상으로 너무 많은 열량을 섭취해서 비만이나 이로 인한 질병이 많이 나타나게 되었다.

그래서인지 건강상의 이유로, 외모상의 이유로 다이어트를 하는 사람들이 많아 나라 전체가 다이어트 열풍에 휩싸일 지경이다. 그런데 이렇게 살이 쪄서 생기는 질병도 문제지만 갑작스럽게 체중을 줄이기 위해 무리한 다이어트를 해서 생기는 질병도 문제이다.

살이 찐 사람이 급격하게 체중을 줄이기 위해 무리한 다이어트를 감행해서 생기는 질병의 대표적인 것으로 대부분 탈모, 생리불순을 꼽지만 이에 못지 않게 심각한 것이 바로 골다공증이다.

한방에서는 소양인들에게 골다공증이 많다고 본다. 소양인들은 신체의 다른 부위보다 자궁과 그 부속기, 방광, 척추, 관절, 치아, 머리카락 등이 약하다. 또 성격이 급하고 부지런해서 몸을 돌보지 않고 일을 하기 때문에 몸을 상하기가 쉽다.

따라서 누구나 마찬가지이지만 특히 소양인들은 중년기 이후부터 뼈를 보강하고 신체적인 약점을 보강하기 위해서라도 보음약(補陰藥)을 규칙적으로 먹는 것이 관절의 건강을 유지하는 지혜가 아닐까 한다.

이 장에서는 특히 다리가 붓고 아플 때 먹으면 좋은 음식들을 소개해 보았다. 규칙적인 운동, 치료와 아울러 섭취하면 치료의 효과가 있는 음식들이니 꾸준히 먹어보기 바란다.

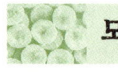 **모과탕**

◉ **음식재료**　모과 40g, 꿀 3홉, 생강 60g.

◉ **만드는 법**　① 모과의 껍질을 벗기고 잘게 썬다.
　　　　　　　② 냄비에 모과와 생강을 넣고 달여서 물이 반으로 줄면
　　　　　　　　내려서 꿀을 타서 먹는다.

◉ **적응증**　힘줄과 뼈를 강화하여 관절이 붓고 아픈 것을 치료한다.

 율무죽

◉ **음식재료**　율무 600g.

◉ **만드는 법**　① 율무를 살짝 볶아서 가루를 낸다.
　　　　　　　② 율무가루를 2큰 술 넣고 죽을 쑨다.
　　　　　　　③ 시간에 상관없이 아무 때나 먹는다.

◉ **적응증**　힘줄이 오그라들면서 당기는 것을 낫게 하며 다리가 붓는
　　　　　　것을 치료한다. 오랫동안 먹으면 몸이 가벼워지고 기운이
　　　　　　난다.

암소오줌

● **음식재료**　암소의 오줌 3000cc.

● **만드는 법**　① 젊은 암소의 요도 주위를 깨끗하게 물로 닦는다.
　　　　　　　② 요도 주위에 비닐 봉지를 붙여서 오줌을 받는다.
　　　　　　　③ 오줌을 한 번에 1000cc 정도씩 하루에 3～5회 마신다.

● **적응증**　아랫배가 부어 오르고 오줌이 잘 나가지 않으면서 다리가
　　　　　　아프거나 부을 때 먹으면 낫는다.

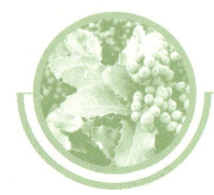

옆구리 통증

평소에 운동을 하지 않다가 회사에서 열리는 운동 경기에 출전하게 되거나 무리하게 운동을 하면 흔히 나타나는 것이 옆구리 통증 혹은 옆구리 경련이다. 이런 경우에는 우선 가슴 부위의 병력을 살펴보아야 한다. 이전에 가슴 부위에 아무런 부상이나 다른 질병이 없었다면 크게 문제될 것은 없다.

이 통증은 대개 초보자가 어떤 운동에 적응해 가는 과정에서 나타나는 것으로, 운동의 강도를 지나치게 세게 하면 통증이 더 심해질 수도 있다.

통증을 완화시키는 방법은 여러 가지가 있다. 가장 흔한 방법은 충분히 휴식을 취하거나 뜨거운 물에 몸을 담그거나, 파스를 붙이는 방법 등이 있고, 심할 경우에는 침을 맞는 방법도 있다.

통증 없이 운동을 지속적으로 하고 싶으면 복근을 강화하는 훈련을 함께 하는 것이 좋다. 그래도 계속 옆구리에 통증이 생기면 운동을 멈추고 숨을 깊이 쉬어보거나 완전히 멈춰 서서 스트레칭을 해보는 것도 한 방법이다.

그래도 효과가 없고 운동을 할 수 없을 정도로 통증이 오랫동안 이어지면 의사와 상의해 보는 것이 바람직하다. 앞서 말한 방법들과 소개하는 음식들을 함께 적용해 보면 통증이 완화되는 효과를 볼 수 있다.

재스민 음료

- **음식재료** 재스민 차 5g, 흰 설탕 10g.

- **만드는 법** ① 재스민 차에서 찌꺼기를 버리고 물을 적당량 넣어서 술
  잔으로 5잔 정도가 될 때까지 끓인다.
  ② 끓인 다음에 찌꺼기는 버리고 국물만 반 그릇 정도 담
  아놓는다.
  ③ 흰 설탕을 넣어서 녹인 뒤 따뜻할 정도로 식힌다.
  ④ 한 번에 다 마신다.

- **적응증** 기운이 뭉쳐서 옆구리가 아플 때 먹으면 좋다.

 엿기름청피 음료

- **음식재료** 날 엿기름 30g, 청피 10g.

- **만드는 법** ① 엿기름은 잡티를 버리고 씻는다. 청피는 씻어서 조각
  낸다.
  ② 위의 2가지 약재에 물을 적당하게 붓고, 25분 정도 끓
  여서 침전물을 버리고 국물을 낸다.
  ③ 따뜻할 정도로 식힌다.
  ④ 나누어서 모두 마신다.

- **적응증** 기운이 뭉쳐서 양쪽 옆구리가 아플 때, 음식 맛을 모를 때
  먹으면 좋다.

눈·코·입 질환에 좋은 음식보약 5

　음양이 균형을 잃으면 병이 된다. 사람이 화를 내면 양기가 지나치게 활동하는데 빨리 진정하면 괜찮으나 계속 화를 내면 피가 마르고 열이 얼굴로 올라가게 된다.

　그런데 얼굴에는 눈, 코, 입 같은 감각기관이 있다. 그러니 평소에 양기가 윗쪽으로 많이 올라가면 감각기관이 제 기능을 하지 못하는 것은 당연한 일이 아닐 수 없다.

　옛 말에 '머리는 차고 발은 따뜻하게 해라.' 라는 말이 있다. 이 말은 기운이 머리로 몰리지 않도록 조심하라는 뜻이라고 생각된다.

　기운이 윗쪽으로 올라가는 것도 병이요, 아래로 내려가는 것도 병이 되니, 늘 스스로의 마음을 잘 다스려 음양의 균형을 유지하는 것이 지혜로운 사람이 아닐까 한다. 얼굴에 모여 있는 눈, 코, 입 등의 감각기관이 건강하게 제 기능을 다하는 것에는 무엇보다 스스로의 기운을 조절하는 것이 중요하다. 이 장에서 제시하는 음식들은 음양의 조절을 그 목적으로 하고 있다.

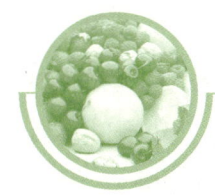

눈이 아플 때

흔히 '눈은 마음의 창'이라고 말한다. 맹자도 '사람을 살피는데 눈동자보다 더 좋은 것이 없다. 마음이 올바르면 눈동자가 맑고, 마음이 올바르지 않으면 눈동자가 어둡다.'고 말했다. 눈이 맑고 그윽한 사람을 바라보면 바라보고 있는 사람의 마음도 편안해지고, 잠시도 가만히 있지 못하고 쉴새없이 이리저리 움직이는 눈을 마주하면 곁에 있는 사람조차 불안해진다.

젖먹이 어린아이의 눈동자를 바라보면 흰자위가 어찌나 맑고 선명한지 하얗다 못해 푸른 빛을 띠고 있다. 그러나 차차 나이가 들어가면서 맑았던 눈동자는 어느새 사라지고 탁하고 흐린 눈빛만 남게 되니 안타까운 일이 아닐 수 없다.

살아있는 생명체는 외부의 상황을 쉴새없이 받아들이고 있는데 인간은 주위를 둘러싼 다양한 정보를 다섯 가지 감각기관을 통해 받아들인다. 시각, 청각, 후각, 미각, 촉각이 그것인데 모든 정보의 약 70% 이상을 눈을 통해서 받아들인다고 하니 우리 몸에서 '눈'의 중요함은 아무리 강조해도 지나침이 없다.

그런데 TV와 컴퓨터를 많이 접하게 되는 요즘처럼 우리의 눈이 혹사 당한 적도 없을 듯 싶다. 자극적인 모니터와 좋지 않은 조명 아래에서 대부분의 시간을 보내고 있는 까닭에 우리의 눈은 거의 쉴 수가 없을 지경이 되어 버렸다. 이대로 가다가는 어느 순간 눈이 제 역할을 못할 수도 있다. 그러니 그러기 전에 눈을 좀 쉬게 해 주어야 한다.

우선 가급적 TV나 컴퓨터 모니터를 장시간 보는 것을 피하도록 한다. 업무상 어쩔 수 없을 때는 업무 중간중간에 잠시 창 밖을 멀리 보거나 감고 있도록 한다. 간단한 방법이지만 눈의 피로를 줄이는 효과가 크다.

아울러 주의해야 할 것은 책을 볼 때의 조명과, 책과의 거리이다. 조명은 가급적 빛이 눈으로 직접 닿지 않도록 하고 형광등이나 스탠드의 침침한 불빛 아래 오래 있지 않도록 해야 한다. 자신에게 적절한 빛의 밝기를 조절하는 노력이 필요하다.

책을 볼 때는 책과 눈 사이의 거리를 30cm 정도 유지하는 것이 좋다. 눈이 침침하다고 바짝 대고 보는 건 눈의 피로를 더욱 가중시키는 셈이 된다.

눈에는 눈동자를 왼쪽, 오른쪽, 아래, 위로 움직이게 하는 근육이 붙어 있는데 무리해서 계속 사용하면 피로를 느끼고 심하면 아품을 느낀다. 눈 주위에는 여러 개의 경락이 눈동자를 둘러싸고 있다. 이들 경락과 침 자리를 문질러 주면 기운순환이 좋아진다.

눈이 피곤해서 따끔거리고 충혈되어 올 때면 몇 분 동안만이라도 눈을 감고 있는 게 좋다. 눈이 시고 아프고 눈물이 날 때도 마찬가지이다. 사정이 그렇지 못한 사람은 손을 깨끗이 씻고 나서 눈을 감은 채 손가락 하나만 사용하여 눈동자를 꼭꼭 눌러주고 비벼주면 눈동자의 압력이 떨어지고 기운순환이 좋아진다. 처음에는 겁이 나겠지만 며칠만 반복하다 보면 익숙해지고 편안해진다. 그렇게 하고 나서도 통증이 남아 있을 때는 침 치료와 약물 치료를 받아보는 것이 좋다.

대나무 잎죽

◉ **음식재료**　대나무 잎 50장, 석고 100g, 설탕 40g, 멥쌀 1홉.

◉ **만드는 법**　① 대나무 잎과 석고를 물에 넣고 달이다가 물이 반으로
　　　　　　　　　줄면 찌꺼기를 버린다.
　　　　　　　② 그 물에 쌀을 넣고 죽을 쑨다.
　　　　　　　③ 죽이 익을 무렵에 설탕을 넣는다.
　　　　　　　④ 미지근한 상태에서 하루 1~2번 먹는다.

◉ **적응증**　가슴에 열이나 화가 있어서 눈이 벌겋고, 아프고, 침침한
　　　　　　　것을 치료한다.

 눈을 맑게 하는 음료

◉ **음식재료**　서리 맞은 뽕잎 10g, 국화 10g.

◉ **만드는 법**　① 서리 맞은 뽕잎과 국화는 잡티를 골라서 버리고 적당량
　　　　　　　　　의 물을 더하여 30분 동안 끓인다.
　　　　　　　② 찌꺼기를 버리고 국물을 내서 따뜻할 정도로 식힌다.
　　　　　　　③ 나누어서 여러 번 마신다.

◉ **적응증**　기운이 위로 치밀어서 머리가 맑지 않을 때, 눈 앞이 아찔
　　　　　　　할 때, 감기로 머리가 아플 때, 눈이 충혈되었을 때 먹으면
　　　　　　　좋다.

국화 산사 결명자 음료

◉ **음식재료**　국화 10g, 산사육 15g, 결명자 15g, 흰 설탕 30g.

◉ **만드는 법**　① 국화 및 산사육의 잡티를 버린다.
　　　　　　　② 결명자의 잡티를 버리고 부순다.
　　　　　　　③ 위의 3가지 약재에 물을 적당히 붓고 40분 동안 끓인다.
　　　　　　　④ 찌꺼기를 버리고 국물을 낸다.
　　　　　　　⑤ 흰 설탕을 넣고, 따뜻할 정도로 식힌다.
　　　　　　　⑥ 차 대신 마신다.

◉ **적응증**　음기가 부족한 상태에서 양기가 지나치게 많아서 눈이 아프거나 대변이 굳고 잘 나오지 않을 때, 고혈압 및 심장 관상동맥 질환 등에 먹으면 좋다.

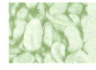 ## 원추리 쇠비름 음료

◉ **음식재료**　원추리 30g, 쇠비름 30g.

◉ **만드는 법**　① 원추리를 씻고, 쇠비름을 씻어서 마디를 자른다.
　　　　　　　② 위의 2가지 약재에 물을 넣고 30분 동안 끓인 다음 찌꺼기를 버리고 국물을 낸다.
　　　　　　　③ 따뜻할 정도로 식힌다.
　　　　　　　④ 차 대신 마신다.

◉ **적응증**　몸에 열이 뭉쳐서 자꾸 붓는 경우, 화기가 위로 몰려서 눈이 아픈 경우, 양쪽 눈이 붓고 아픈 경우에 먹으면 좋다.

머리와 눈을 맑게 하는 음료

● **음식재료** 신선한 갈대뿌리 20g, 볶은 산사육 10g, 엿길금 10g, 귤껍
질 10g, 죽여 5g, 서리 맞은 뽕나무 잎 5g.

● **만드는 법** ① 갈대뿌리를 씻어서 잘게 손질한다.
② 엿길금을 누렇게 될 때까지 볶는다.
③ 볶은 산사육이 준비되지 않았으면 준비한 산사육을 볶
아 놓는다.
④ 귤껍질, 죽여 및 서리 맞은 뽕나무 잎의 잡티를 골라
낸다.
⑤ 위의 6가지 약재에 물 500g을 붓고 약 30분 동안 끓인다.
⑥ 찌꺼기를 버리고 국물을 낸다.
⑦ 따뜻할 정도로 식힌다.
⑧ 나누어 먹는다.

● **적응증** 몸에 열이 많아서 머리가 어지럽고 눈이 빡빡할 때, 소화
가 잘 되지 않을 때, 음식을 적게 먹고 몸에 힘이 없을 때
먹으면 좋다.

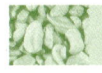 **현삼과 돼지간 볶음**

● **음식재료** 현삼 15g, 돼지간 500g, 식용유, 파, 생강, 간장, 막걸리,
설탕 약간, 녹말가루 10g.

● **만드는 법** ① 현삼을 씻어서 가늘고 길게 자른다.
② 씻은 돼지간과 현삼을 같은 그릇에 넣는다.
③ 물을 적당히 붓고 한 시간 가량 끓인 다음 돼지간을 건
  져낸다.
④ 건져낸 돼지간을 잘게 잘라서 둔다.
⑤ 그릇에 식용유와 생강, 파를 넣고 다시 돼지의 간 조각
  을 넣고 볶는다.
⑥ 이때 설탕과 막걸리를 조금 넣고 원래의 국물을 조금
  넣어서 국물을 낸다.
⑦ 녹말가루를 풀어서 걸죽하게 하는데, 국물이 맑아지면 된다.
⑧ 끼니마다 먹거나 반찬으로 먹어도 좋다.

● **적응증** 급만성 결막염, 홍채염이 있을 때 먹으면 좋다.

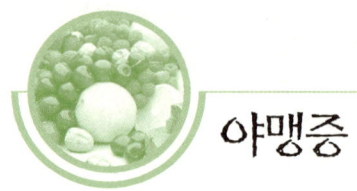

야맹증

야맹증은 망막에 있는 간상세포(杆狀細胞)의 능력이 감퇴하여 밤에는 사물이 잘 보이지 않는 증상이다. 선천성 야맹과 후천성 야맹이 있는데, 후천성 야맹은 다시 특발성과 증후성으로 나뉘어진다.

특발성 야맹은 비타민 A의 결핍에 의하여 간상세포 내의 시홍(視紅)의 재합성이 방해를 받아 암순응이 늦어지는 상태이고, 증후성 야맹은 일반적으로 맥락망막질환에서 볼 수 있지만, 시신경염이나 녹내장에서도 암순응이 장애되며, 광학적으로 동공의 수축, 또는 백내장 등으로 입사광선의 양이 적어지거나 하여 일어난다. 심하면 실명까지 이르게 되는 무서운 병이기도 하다.

야맹증은 비타민 A의 결핍으로도 생길 수 있으며, 결막건조증 때문에 안구 결막에 작은 은백색의 반점이 생기고 각막 건조와 궤양이 발생하기도 한다. 치료는 비타민 A의 투여로 빠른 회복을 보이긴 하지만 그것이 절대적인 것은 아니다.

　야맹증의 치료법으로 확실하게 제시되는 것은 아직 없기 때문에 무엇보다 예방을 최우선으로 하고, 조기에 치료하는 것이 가장 바람직하다. 이 장에서 제시한 음식은 비타민 A 부족 때문에 발생한 것과 기운이 부족해서 나타난 야맹증에 적용할 수 있다.

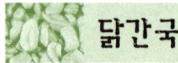 **닭간국**

● **음식재료**   닭의 간 1보.

● **만드는 법**   ① 닭의 간을 씻어서 근막을 제거하고 조각을 나누어 끓는
　　　　　　　물 속에서 데친다.
　　　　　　　② 피가 보이지 않을 정도로 익으면 소금 등의 조미료를
　　　　　　　적당하게 더한다.
　　　　　　　③ ②를 말려서 따뜻하게 먹거나 혹은 평상시에 식용
　　　　　　　한다.

● **적응증**   영양결핍에서 오는 약시, 야맹증 등에 좋다.

 돼지간으로 만든 국

● **음식재료**   돼지간 100g , 달걀 2개, 약전국, 파의 흰 밑 뿌리.

● **만드는 법**   ① 껍질을 벗겨낸 돼지간을 깨끗하게 씻어서, 얇게 자르
　　　　　　　고, 적당량의 물을 넣어서, 익을 때까지 삶는다.
　　　　　　　② 달걀을 넣고, 약전국을 넣고, 파의 흰 밑뿌리를 조금
　　　　　　　넣어서 잘 섞어 익힌 다음, 용기에서 꺼내 따뜻하게 식
　　　　　　　힌다.
　　　　　　　③ ①의 돼지간과 ②의 달걀탕을 평상시에 먹는다.

● **적응증**   영양결핍에서 오는 약시, 근시, 야맹증을 치료하는데 효과
　　　　　　가 있다.

된장양의 간 볶음

● **음식재료** 양의 간 500g, 녹말가루 적당한 양, 간장, 식초, 설탕, 막걸리, 생강, 파의 흰 밑 등 적당량.

● **만드는 법** ① 양의 간은 씻고 잘라서 녹말가루로 싼다.
② 냄비에 식용유를 붓고 가열한다.
③ 양의 간 조각을 넣고 볶는다.
④ 익으면 간장, 식초, 막걸리 등을 넣어서 간을 맞추고, 파의 흰 밑, 곱게 간 생강가루를 넣는다.
⑤ 뜨거울 때 먹는다.

● **적응증** 야맹증이 있을 때, 하초가 약한 경우, 시력이 약한 경우에 먹으면 좋다.

 ## 동물의 간죽

● **음식재료** 동물의 간 100~150g, 멥쌀 100g, 파, 생강, 기름, 소금 각각 적당량.

● **만드는 법** ① 여러 가지 동물의 간을 깨끗이 씻고 잘라서 작은 덩어리로 만든다.
② 멥쌀, 파, 생강, 기름, 소금을 함께 물에 넣고 끓여 죽을 쑨다.
③ 죽이 걸쭉해지면 먹는다.
④ 아침과 저녁 나절 빈속에 뜨겁게 하여 먹는다.

● **적응증** 야맹증, 눈앞이 침침하거나 무늬가 아른거릴 때, 기혈이 약해서 어지러울 때 먹으면 좋다.

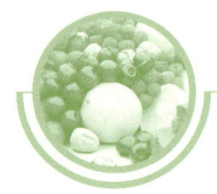

코피날 때

일평생을 살면서 코피 한 번 흘리지 않고 사는 사람도 많은 반면 어떤 사람은 걸핏하면 이부자리나 와이셔츠에 피를 묻혀 식구들을 놀라게 하기도 한다.

유치원에 처음 들어간 어린이, 또는 입시공부에 시달리는 학생들에게서 입술이 부르트고 코피를 흘리는 경우는 자주 볼 수가 있다.

어른들의 경우는 몸속의 허열(虛熱)이 쌓여 뭉치게 되면 마침내는 피가 엉뚱한 곳으로 솟구쳐 나가게 된다. 이때 핏줄이 가장 약한 곳에 피가 나게 되는데 원인을 치료하지 않으면 해결이 되지 않는다. 또한 어린이는 커가는데 많은 열량을 소모하기 때문에 음허(陰虛) 상태가 되어 코피가 나기 쉽다. 이때 제대로 치료하지 않으

138

면 성장하는데 장애가 생겨 평생토록 허약한 체질이 된다.

일반적으로 생리를 제외하고서 코, 입, 눈, 귀, 항문, 방광을 가리지 않고 어디에서든 피가 나는 것은 좋지 않다. 그러니 코피가 많이 나는 사람이라면 술, 담배, 개고기, 닭고기, 생강, 마늘처럼 열을 나게 하는 음식은 피하고 매사에 조급하고 조그만 일에도 신경질을 내는 마음을 가라앉힘으로써 원기가 제대로 돌게 하는 것은 물론 허열을 내리도록 몸을 보(補)하는 것이 필요하다.

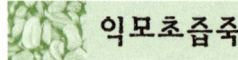 **익모초즙죽**

● **음식재료**　신선한 익모초즙 10g, 신선한 생지황즙 40g, 신선한 연근
　　　　　　　즙 40g, 생강즙 2g, 벌꿀 10g, 멥쌀 100g.

● **만드는 법**　① 먼저 멥쌀을 끓여 죽을 만든다.
　　　　　　　② 쌀이 익을 때까지 기다린 후 위의 모든 재료를 넣고 끓
　　　　　　　　여서 미음 같은 묽은 죽을 만든다.
　　　　　　　③ 따뜻하게 복용한다.

● **적응증**　　부녀자의 생리불순, 기능성 자궁출혈, 출산 후의 어지럼
　　　　　　　증, 어혈로 배가 아플 때, 피를 토하거나 코피를 흘릴 때,
　　　　　　　기침할 때 피가 나오거나 대변에 피가 섞일 때 사용한다.

● **주의사항**　① 끓일 때 질그릇을 이용하지 않고 냄비를 이용한다.
　　　　　　　② 대변이 무르고 설사하는 사람과 비위가 허해서 설사하
　　　　　　　　는 사람은 복용을 금지한다.
　　　　　　　③ 죽을 복용하는 기간에는 파의 흰 밑뿌리, 부추를 먹지
　　　　　　　　말아야 한다.

두부석고탕

● **음식재료**　두부 200g, 생석고 50g.

● **만드는 법**　① 두부를 씻어서 작은 조각으로 썬다.
　　　　　　　② 생석고와 적당량의 물을 넣어 60분 정도 함께 끓인다.
　　　　　　　③ 소금을 조금 넣은 다음 꺼내어 따뜻하게 마신다.

● **적응증**　　폐에 열이 많아서 나오는 코피를 치료할 때 보조음식으로
　　　　　　　좋다.

● **주의사항**　몸에 열이 없는 사람은 먹지 말아야 한다.

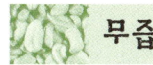 **무즙**

◉ **음식재료**   잘 익은 무 500g, 소주나 청주 50ml.

◉ **만드는 법**   ① 무를 깨끗이 씻는다.
　　　　　　② 강판에 무를 갈아서 즙을 낸다.
　　　　　　③ 무즙 200cc에 소주나 청주 50ml를 넣고 마신다. 만약
　　　　　　　술을 잘 마시지 못하는 어른이나 어린이일 경우에는 음
　　　　　　　료수에 타서 먹어도 좋다.
　　　　　　④ 단번에 낫지 않는다고 하더라도 여러 번 만들어 먹는다.

◉ **적응증**   피는 기운을 따라 도는데, 기운이 막히면 피가 잘 돌지 못
　　　　　해서 코피가 난다. 무는 기운을 잘 내려 보내고, 술은 기운
　　　　　을 잘 이끌기 때문에 이것을 먹으면 효과가 비교적 빠르게
　　　　　나타난다.

 원추리 띠뿌리 음료

◉ **음식재료**   원추리 100g, 띠뿌리 50g.
◉ **만드는 법**   ① 원추리를 씻고 띠뿌리를 씻어서 마디를 자른다.
　　　　　　② 위의 2가지 약재에 물을 적당하게 붓고 35분 정도 끓인다.
　　　　　　③ 찌꺼기를 버리고 약 300g의 국물을 내어 따뜻할 정도
　　　　　　　로 식힌다.
　　　　　　④ 나누어 마신다.
◉ **적응증**   피가 뜨거워서 코피를 흘릴 경우, 피를 토하는 증상, 기침
　　　　　을 하면 피가 섞여나오는 경우에 먹으면 좋다.
◉ **주의사항**   피부가 과민한 사람은 삼간다.

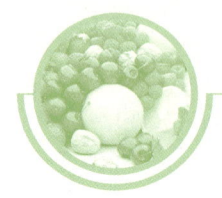

입이 마를 때

아침에 일어나서 시원한 물을 한두 잔 마시면 건강에 좋다는 얘기가 있다. 물은 영양소가 없지만, 우리 몸의 여러 가지 대사에 필수적이기 때문에 아무리 많이 마셔도 해가 없다고도 한다. 그렇지만 물이라고 해서 아무나 그렇게 마셔서는 안 된다.

아침에 자리에서 일어날 때 입이 쓰거나 마른 사람, 또는 변비가 있거나 소변이 진한 사람, 그리고 땀이 많은 사람이라면 마실 수 있을 만큼의 물을 양껏 마셔도 괜찮다.

그러나 평소에 몸이 차고 골격이 가늘고 따뜻한 음식을 즐겨 먹는 사람이 물이 좋다고 해서 억지로 많은 양의 물을 마시면 오히려 건강을 해칠 수도 있다.

억지로 물을 먹게 되는 경우 물을 마신 뒤에 몸이 무겁고 나른하고 신체의 어느 부분이 붓고 피로감을 느끼게 되는 증상이 나타날 수 있다. 만약 이런 사람이 지속적으로 많은 양의 물을 마시면 설사가 되풀이되고 식욕을 잃어 건강을 해칠 수도 있다.

이런 사람은 몸을 따뜻하게 하면서 생강을 끓여 마시면 얼마 지나지 않아 몸 상태가 회복이 되긴 하지만 남에게 좋다고 해서 무조건 내게도 좋다고 생각하는 것은 위험한 생각이 아닐 수 없다. 금가루가 아무리 좋다고 하더라도 눈에 들어가면 오히려 눈을 상하게 하는 것과 같은 이치이다.

사탕수수 음료

◉ **음식재료**　붉은 색의 사탕수수 500g, 물방게 100g.

◉ **만드는 법**　① 사탕수수를 깨끗이 씻은 다음 작게 잘라 얇은 조각으로 만든다.
　　　　　　② 물방게를 씻은 뒤 잘게 자른다.
　　　　　　③ 위의 두 가지 약재에 물을 적당하게 부은 다음 30분 정도 끓인다.
　　　　　　④ 찌꺼기는 버리고 국물은 따뜻할 정도로 식힌다.
　　　　　　⑤ 차 대용으로 마신다.

◉ **적응증**　몸에 열이 많아서 입이 마르고 혀가 건조한 경우, 물을 자주 마시는 경우, 열이 나면서 속이 답답한 경우에 먹으면 좋다.

 정향매실탕

◉ **음식재료**　매실 1kg, 산사 20g, 말린 귤껍질 10g, 계피 30g, 정향 5g, 흰 설탕 5kg.

◉ **만드는 법**　① 매실과 산사를 씻어서 으깬다.
　　　　　　② 동시에 귤껍질, 계피, 정향을 함께 천으로 싸서 솥에 넣고 물 5000cc를 넣고 40분 정도 끓인다.
　　　　　　③ 그 다음에 약주머니를 빼내고 15분 정도 두었다가 여과하여 위의 맑은 국물만을 모은다.
　　　　　　④ 흰 설탕을 넣고 타서 여과시킨다.
　　　　　　⑤ 나누어서 여러 번 먹는다.

◉ **적응증**　몸에 열이 많아서 입이 마를 때, 가슴이 답답할 때, 음식을 적게 먹을 때, 토하고 설사할 때 먹으면 좋다.

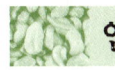 **인삼귤껍질탕**

◉ **음식재료**   인삼 12g, 귤껍질 3g, 차조기 6g, 설탕 50g.

◉ **만드는 법**   ① 인삼을 씻고 끓여서 조각 낸다.
② 귤껍질은 씻어서 실처럼 썬다.
③ 차조기는 깨끗이 씻는다.
④ 위의 세 가지 약재를 모두 냄비에 넣고 물을 적당히 붓
고 끓여서 찌꺼기를 버리고 국물을 낸다.
⑤ 설탕을 넣고 녹여서 따뜻할 정도로 식힌다.
⑥ 나누어서 여러 번 마신다.

◉ **적응증**   노인들이 기운이 부족해서 가슴과 명치 밑이 그득할 때,
입이 말라도 물을 마시고 싶지 않을 때 먹으면 좋다.

어린이에게 좋은 음식보약 6

　언젠가 북유럽을 여행할 때 감기에 걸린 아이에게 약을 주지 않고 계속해서 녹차만 주는 엄마를 만났다. 이유를 물었더니 원래 어린애들은 몸이 약해지면 자주 감기에 걸리기 마련인데 그때마다 몸에 좋지 않은 화학약품을 먹일 수는 없지 않느냐며 오히려 이상하다는 듯 되물었다.

　어른에 비해 어린아이들이 아픈 경우 각별히 신경 써야 하는 건 당연하다. 아이들은 자신이 어디가 아픈지 제대로 설명하기가 어렵고, 기운이 약해서 섣불리 치료하거나 약물을 잘못 쓰면 위험한 병으로 발전할 수 있기 때문이다.

　그런데 우리의 젊은 엄마들은 아이가 조금 아프면 쉽게 약부터 먹이려는 경향이 있어 볼 때마다 불안하다. 이 장에서 소개하는 음식들은 아이를 키우며 흔히 겪게 되는, 아이들이 자주 걸리는 질환에 효과적인 것들이다. 아프면 약을 먹이고, 치료를 하는 것이 당연하지만 그 전에 아이가 아플 때마다 지나치게 약물에만 의존하지는 않았는지 부모라면 한 번쯤 생각해 볼 일이다.

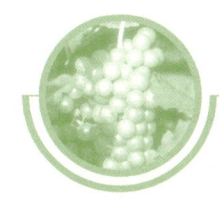

어린이의 초기 감기

어린애는 감기와 함께 자란다고 할 수 있다. 면역력이 약하고 스스로 환경에 적응하지 못하기 때문에 당연히 감기에 자주 걸리게 된다.

현명한 어머니는 감기에 걸린 다음에 고치려 하지 않고, 감기 기운이 들기 시작할 때 미리 약을 먹이거나 음식보약으로 아이의 기운을 돋우어주는 지혜를 발휘한다. 어린애가 바람이나 추위에 약해져 감기 기운이 들 때 즉시 먹일 수 있도록 평소에 몇 번 만들어 보는 것도 효과를 보는 데 도움이 된다.

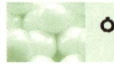 **이붕고**

●**음식재료**　중간 크기의 배 1개, 꿀 적당량.

●**만드는 법**　① 먼저 배를 물로 씻어서 물기를 닦고 꼭지 부분을 깊게
　　　　　　　잘라낸다.
　　　　　　② 속의 살을 숟가락으로 파낸다.
　　　　　　③ ②에 꿀을 약 3/4 정도 채우고 꼭지를 덮은 뒤 이쑤시
　　　　　　　개로 고정한다.
　　　　　　④ ③의 배를 냄비에 넣고 물을 반쯤 잠기게 한 다음 30분
　　　　　　　정도 은은하게 삶아서 물이 거의 없어지도록 한다.
　　　　　　⑤ 식혀서 배 속의 꿀물을 한 숟가락씩 수시로 먹인다.

●**적응증**　어린이들의 심한 기침이 오랫동안 낫지 않을 때, 허약한
　　　　　　사람들의 감기 후 몸조리에도 좋다. 체질을 가리지 않고
　　　　　　효과를 볼 수 있다.

 살구씨죽

●**음식재료**　껍질과 뾰족한 부분을 잘라낸 살구씨 10g, 쌀 100g, 검은
　　　　　　설탕 적당량.

●**만드는 법**　① 살구씨를 갈아서 진흙 모양이 되도록 만든다.
　　　　　　② 쌀을 씻어서 ①에다 넣고 적당량의 물을 붓고, 은은한
　　　　　　　불로 죽을 끓인다.
　　　　　　③ 죽이 다 되면 적당량의 설탕을 넣고 젓는다.
　　　　　　④ 아침, 저녁으로 빈속에 죽을 따뜻하게 데워서 먹는다.

●**적응증**　기침이 심할 때, 숨이 찰 때, 건강한 사람도 평소에 먹으면
　　　　　　병을 예방할 수 있다. 태음인 체질에 좋다.

●**주의사항**　오래된 기침에는 몇 달 이상 먹어야 효과가 나타난다.

생강 파뿌리 음료

◉ **음식재료** 생강 15g, 파의 흰 밑뿌리 20g, 노란 설탕 20g.

◉ **만드는 법** ① 생강을 씻어서 자른다. 파의 흰 밑뿌리를 씻어서 자른다.
② 위의 2가지 약재에 물을 적당히 붓고 20분 동안 끓인다.
③ 찌꺼기를 버리고 국물을 낸다.
④ 노란 설탕을 녹여서 따뜻할 정도로 식힌다.
⑤ 복용 후 땀을 낸다.

◉ **적응증** 감기에 걸려서 열이 나고 머리가 아플 때, 땀이 나지 않으면서 온 몸이 아플 경우에 먹으면 좋다.

 ## 뽕나무 국화 박하 음료

◉ **음식재료** 뽕나무 잎사귀 10g, 국화 10g, 박하 10g, 감초 10g.

◉ **만드는 법** ① 뽕나무 잎사귀, 국화, 박하와 감초 등을 썰어서 잡티를 버린다.
② 위의 약재를 고르게 섞어서 물을 붓고 끓여 낸다.
③ 차 대신 자주 먹는다.

◉ **적응증** 감기에 걸려서 열이 나면서 머리가 아프고, 목구멍이 마를 때 먹으면 좋다.

금은화 박하 음료

● **음식재료** 금은화 30g, 신선한 갈대뿌리 60g, 박하 10g, 흰 설탕 50g.

● **만드는 법** ① 금은화와 박하를 물에 씻고, 신선한 갈대뿌리를 씻어서 자른다.
② 위의 3가지 약재에 물을 적당히 붓고 끓여서 500g의 국물을 만들어 낸다.
③ 흰 설탕을 넣어 녹이고 따뜻할 정도로 식힌다.
④ 나누어서 먹는다.

● **적응증** 감기에 걸려서 열이 나고 머리가 아플 때, 기침을 할 때 먹으면 좋다.

 ## 생강차조기 음료

● **음식재료** 생강 15g, 차조기 10g, 노란 설탕 10g.

● **만드는 법** ① 생강을 깨끗이 씻은 다음 빻고, 차조기에서 잡티나 먼지를 골라낸다.
② 위의 2가지 약재에 적당한 양의 물을 부어 25분 정도 끓인다.
③ 찌꺼기를 버리고 약 350g 정도의 국물이 남을 때까지 끓인다.
④ 노란 설탕을 넣은 다음 따뜻할 정도로 식힌다.
⑤ 2번에 나누어 마신다.

● **적응증** 감기에 걸려서 속이 울렁거릴 때, 구토, 위가 아플 때, 배가 부를 때 등의 병증을 치료할 때 먹으면 좋다.

참기름 음료

◎ **음식재료**　참기름 30g, 후박 10g, 볶은 흰 콩 20g.

◎ **만드는 법**　① 참기름과 후박을 조각으로 만들어 잡티나 먼지를 버린다.
② 볶은 흰 콩을 빻아 놓는다.
③ 위의 3가지 약재에 적당한 양의 물을 부어 30분 정도 끓인 다음 찌꺼기를 제거하고 따뜻할 정도로 식힌다.
④ 3번에 나누어 한꺼번에 마신다.

◎ **적응증**　더운 날씨에 감기에 걸린 경우, 소화불량 등의 병증이 있을 때 먹으면 좋다.

◎ **주의사항**　더운 날씨에 땀이 나면서도 오한이 없는 사람, 가슴이 답답하면서 입이 마를 때는 복용하지 않는 것이 좋다.

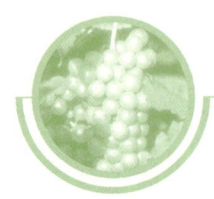

밤에 우는 어린이

옛 사람들은 어린애가 밤에 우는 것을 야제(夜啼)라고 했다. 어린애가 밤에 우는 것은 대개 어딘가 어른이 모르는 불편한 점이 있다는 것을 나타낸다. 비록 아이가 자신이 어디가 불편한지 말을 하지는 못하지만 어른들은 세심하게 살펴 어디가 불편한지를 알아내서 편하게 잠들 수 있게 해줘야 한다.

대개 밤에 잘 우는 어린애는 소화가 잘 되지 않거나 감기에 걸린 경우가 대부분이다. 때문에 야제증이 그리 오래되지 않았다면 간단한 음식으로도 충분히 치료가 된다. 그렇지만 만일 1개월 이상 야제증이 계속 된다면 전문의와 상의하는 것이 바람직하다.

이 장에서 소개하는 흰쌀파죽은 오래 되지 않은 야제증에 효과가 있으니 참고하기 바란다.

흰쌀파죽

◉ **음식재료**   좁쌀 1홉, 멥쌀 1홉, 파 흰 밑 5뿌리.

◉ **만드는 법**   ① 파의 잔뿌리를 버리고 잘게 썬다.
② 좁쌀 씻은 물에 멥쌀을 넣고 묽게 죽을 쑨다.
③ 좁쌀이 거의 익게 되면 파의 흰 밑을 넣고 고루 저어서
완성한다.
④ 따뜻할 때 먹는다.

◉ **적응증**   어린애가 밤에 울면서 오줌이 나오지 않고 배가 아프다고
할 때 먹이면 낫는다.

◉ **알아둡시다**   파는 성질이 따뜻해서 몸이 차가운 소음인 체질에게 좋다.
주로 감기 기운이 있을 때 달여서 먹는 이유도 파의 따뜻
한 성질이 차가운 기운을 몰아내는 효과가 있기 때문이다.

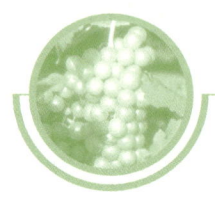

오줌싸개 어린이

오줌싸개는 4살에서 14살까지의 어린이 가운데 약 10%를 차지할 만큼 비율이 높은 질환이다. 일반적으로 5살 이상 된 아이가 한 달에 2번 이상 오줌을 싸면 오줌싸개라고 봐도 된다. 일반적으로 대소변을 가리기 시작하는 시기는 한 살 반이 되면서부터이다. 어른도 약 1~3%가 오줌을 싼다. 부모가 오줌싸개일 경우 자녀도 그럴 가능성이 매우 높다.

예전에는 오줌싸개가 어리광이나 심리적인 것에서 온다고 하여, 심하게 야단을 치거나 옆집에 소금을 얻으러 보내는 등 부끄러움을 느끼게 하면 나아진다고 생각했다.

그러나 오줌싸개가 심리적인 경우는 동생을 얻게 되어 부모의 관심을 얻으려 한다거나, 어떤 불안한 마음이 들어서 생기는 것이고, 대개는 방광의 내부 압력에 이상이 생긴 것이 원인이다. 뿐만 아니라 깊은 잠을 자지 못하거나 꿈이 많은 경우에도 오줌싸개가 될 가능성이 높다.

한방에서는 신장 기능이 약해졌을 때 주로 오줌싸개 증상이 나타난다고 보고 치료를 한다. 그러니 아이가 밤에 오줌을 쌌을 때는 야단치거나 부끄러움을 느끼도록 하는 등의 방법보다는 신장을 강화시키는 음식을 먹이는 것이 훨씬 효과가 있다.

산수유죽

◉ **음식재료** 산수유 15~20g, 멥쌀 100g, 흰 설탕 적당량.

◉ **만드는 법** ① 산수유를 깨끗이 씻고, 속에 있는 씨를 빼내어 버린다.
　　　　　　② 산수유를 멥쌀과 함께 냄비에 넣어서 죽을 끓이고, 죽
　　　　　　　 이 익을 때를 기다린다.
　　　　　　③ 흰 설탕을 넣고 잠깐 동안 끓인다.
　　　　　　④ 끼니 때마다 나누어 먹는다.

◉ **적응증** 양기가 부족해서 소변을 자주 볼 때, 어린애가 밤에 오줌
　　　　　쌀 때, 대하가 있을 때 먹으면 좋다. 소양인 체질에 좋다.

◉ **주의사항** 감기에 걸려 열이 나는 경우, 소변이 찔끔찔끔 나올 때는
　　　　　　먹지 않는 것이 좋다.

 가시연밥복령죽

◉ **음식재료** 가시연밥 15g, 복령 10g, 쌀 적당량.

◉ **만드는 법** ① 가시연밥과 복령을 갈아서 물을 적당히 부은 뒤 물켜질
　　　　　　　 때까지 끓인다.
　　　　　　② 다시 깨끗이 씻은 쌀을 넣고 계속해서 끓여 묽은 죽을
　　　　　　　 쏜다.
　　　　　　③ 나누어서 며칠 동안 계속해서 먹는다.

◉ **적응증** 오줌싸개, 소변이 시원하게 나가지 않을 때, 오줌색깔이
　　　　　혼탁할 때 먹으면 좋다.

닭창자떡

🔘 **음식재료** 수탉의 창자 1개, 밀가루 250g, 유채기름 30g, 파의 흰 밑
뿌리, 생강, 마늘, 소금 각각 적당량.

🔘 **만드는 법** ① 수탉의 창자를 갈라서 깨끗이 씻고, 불에 말린 다음 곱
게 가루를 낸다.
② 밀가루와 닭 창자가루를 혼합해서 물을 적당히 붓고 밀
가루 반죽을 만든다.
③ 파, 생강, 마늘 빻은 것을 소금과 함께 밀가루 반죽에
넣고, 떡을 만든다.
④ 냄비에 넣고 구워서 주식으로 먹는다.

🔘 **적응증** 양기가 부족할 때, 신장의 기능이 약해서 밤중에 오줌을
쌀 때, 소변을 자주 볼 때, 소변의 양이 많을 때, 당뇨병이
있을 때 먹으면 좋다.

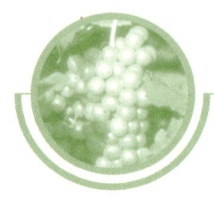

어린이의 심한 기침

어린아이가 기침을 심하게 하는 것은 보기에 딱한 일이 아닐 수 없다. 앞서도 말했지만 기침은 폐에 들어오려는 유해물질의 침입을 방어하는 중요한 기능의 하나이긴 하지만 기도에 염증이라도 생기면 기침 자체가 자극이 되어 질병이 계속되는 한 기침이 끊이지 않고, 본래 방어의 의미보다 고통으로 느껴지기 마련이다.

기침의 원인부터 치료하는 것이 우선이겠지만, 우선 급한 대로 기침을 다스리기 위해서는 무엇보다 안정을 취하고, 방 안을 따뜻하게 하며, 코로 호흡하여 자극을 피하는 것이 좋다. 아울러 적절한 음식으로 기침을 멎게 한다면 아이의 고통은 훨씬 줄어들 것이다. 이 장에서 소개한 음식은 만성화된 어린이 기침에 효과가 높은 것들이니, 아이의 기침이 쉽게 잦아들지 않을 때 만들어 먹여보기 바란다.

이초고

▶ **음식재료**　잘 익은 배 1개, 천초 100개, 밀가루 적당량, 하얀 종이 2
장, 쿠킹 호일 적당한 크기.

▶ **만드는 법**　① 배를 깨끗이 씻어서 물기를 닦는다.
② 이쑤시개를 사용해서 약 100개 정도의 구멍을 뚫는다.
③ 구멍 속에 천초를 1~2개씩 넣는다.
④ 밀가루를 잘 반죽하여 떡을 빚은 다음 배를 싸 바른다.
⑤ 그 겉에 물에 적신 종이로 두세 겹 싼 다음에 쿠킹 호일
로 다시 한 번 싼다.
⑥ 이것을 가스 불 위에 올려 놓고 돌려 가며 익힌다.
⑦ 식은 다음 천초를 빼낸 배를 적당한 크기로 잘라서 하
루에 한 개씩 여러 번 나누어 먹인다.
⑧ 다 나을 때까지 이것을 반복한다.

▶ **적응증**　어린이가 기침하는데 먹이면 좋다. 특히 몸이 찬 아이에게
효과가 있다.

 살구씨 맥문동음료

▶ **음식재료**　살구씨 5g, 맥문동 10g.

▶ **만드는 법**　① 살구씨는 찧어서 부수고, 맥문동은 자른다.
② 위의 2가지 약재에 물을 적당하게 붓고 20분 정도 끓인다.
③ 침전물을 버리고 따뜻할 정도로 식힌다.
④ 나누어서 모두 마신다.

▶ **적응증**　몸에 열이 많아서 기침을 할 때, 입술이나 혀가 마를 때 먹
으면 좋다.

복령 연뿌리 음료

◉ **음식재료** 복령 12g, 연뿌리 120g, 참마 12g, 백합 10g, 대추 10개.

◉ **만드는 법** ① 신선한 연뿌리를 씻어서 조각으로 자르고, 대추는 쪼개서 씨를 발라낸다.
② 참마와 복령, 백합 등은 잡티를 버린다.
③ 위의 5가지 약재에 적당량의 물을 더해 약 40분 정도 끓인다.
④ 찌꺼기는 버리고 국물만 내서 따뜻할 정도로 식힌다.
⑤ 차 대신에 마신다.

◉ **적응증** 음기가 부족해서 호흡기가 건조할 경우, 소화기관의 기능이 약한 사람의 기침, 가래를 뱉으면 피가 섞인 경우, 대변이 무를 때 먹으면 좋다.

 ## 살구배 음료

◉ **음식재료** 살구씨 10g, 잘 익은 배 100g, 설탕 20g.

◉ **만드는 법** ① 살구씨의 잡티나 먼지를 제거한 다음 갈아 놓는다.
② 잘 익은 배를 씻은 다음 자른다.
③ ①과 ②를 냄비에 넣고 물을 적당하게 부은 다음 배가 익을 때까지 끓인다.
④ 국물 가운데 찌꺼기를 버린다.
⑤ 여기에 설탕을 넣어 녹인 다음 따뜻할 정도로 식힌다.
⑥ 2번에 나누어 마신다.

◉ **적응증** 폐가 건조해서 오는 기침이나 천식을 치료할 때 먹으면 좋다.

호박 쇠고기 곰

◉ **음식재료**   쇠고기 250g, 생강 25g, 호박 500g, 소금, 조미료 적당량.

◉ **만드는 법**   ① 쇠고기를 씻어서 덩어리로 썰어 준비한다.
② 호박의 껍질을 버리고 덩어리로 썬다.
③ 먼저 쇠고기를 솥에 넣고, 80% 정도 익도록 천천히 삶는다. 그런 다음, 호박을 더 넣어 물쿼질 때까지 익힌다.
④ 소금, 조미료를 적당히 넣어서 간을 맞춘다.
⑤ 여러 번 나누어서 계속해서 먹는다.

◉ **적응증**   폐가 나빠서 기침을 심하게 하거나 고름을 토하거나 짙은 가래를 뱉는 사람이 먹으면 좋다.

 패모죽

◉ **음식재료**   패모가루 10g, 멥쌀 50g, 흰 설탕 적당량.

◉ **만드는 법**   ① 멥쌀에 흰 설탕을 넣고 끓여 죽을 쑨다.
② 쌀이 풀어질 때까지 끓이는데 아직 걸죽해지지 않았을 때 패모가루를 넣고, 다시 약한 불에 몇 분 더 끓인다.(2~3번 끓어오를 때까지 다시 한 번 더 끓인다.)
③ 아침, 저녁으로 따뜻하게 데워서 먹는다.

◉ **적응증**   급만성 기관지염, 폐기종에 먹으면 좋다.

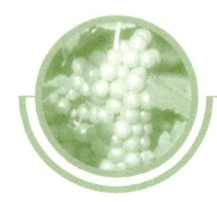

어린이의 발열

요즘 들어서는 소아과의원의 증가와 부모들의 지식수준이 높아지면서 간단한 응급처치는 집에서 직접 처리하거나 병원에 와서도 당황하지 않고 침착하게 아이의 상태를 설명해 주는 부모들이 많아졌지만 예전에는 병원 당직을 할 때 한밤중에 제대로 옷을 갖춰 입지도 못하고, 어떨 때는 신발도 신지 않고 아이를 안고 나타나는 젊은 어머니들이 종종 있었다.

이런 경우 대부분 아이는 갑자기 경기를 일으켜서 깜짝깜짝 놀라고, 몸을 당기고 뒤로 젖히며 눈을 곤추 뜨고 이를 악물고 입을 다물지 못하는 증상을 보이고, 이를 본 엄마들은 놀라서 무조건 들쳐업고 뛰어 오는 경우가 대부분이다. 아이가 이런 증상을 보이는 것은 대개 고열이 원인인 경우이고, 이런 병을 경풍(驚風) 또는 경기(驚氣)라고 말한다.

고열이 나면, 즉 체온이 섭씨 38.5도를 넘으면 온몸의 근육이 수축과 이완을 되풀이하면서 오한이 나타나고 피부 혈관이 수축하면서 추위를 느끼게 된다. 우리 몸에서 열이 나면 세균이나 바이러스를 죽이고 세포 내부의 화학작용을 높여주는 효과도 있으나 38.5도 이상의 열은 아이들에게 치명적일 수 있다. 그 가운데 하나가 바로 뇌에 대한 충격이다.

고열에 의한 경련, 즉 열성경련은 대체적으로 생후 6개월에서 5살 사이에서 빈번하게 나타나는데, 2살 정도에서 가장 많이 나타나고, 남자애들이 여자애들보다 더 많이 걸린다. 모든 어린이들의 약 8%가 한 번쯤은 경험을 하는데, 중추신경계 이외의 급성 및 열성질환, 전해질장애나 페니실린, 아스피린에 대한 과민성이 주 원인이고, 약 30% 정도는 유전적 영향도 있다.

열성 경련은 약 15분 정도 고열이 지속되는데 열이 내리고 나면 아무런 후유증이 없다. 그러나 1년에 5번 이상 열성경련을 일으키는 어린이들은 예후가 좋지 않으며 간질일 가능성도 있고, 심한 열성경련을 겪고 난 다음에 간질이 될 수도 있다. 따라서 이런 어린이들은 뇌파검사를 통해 간질인지 열성경련인지 감별하는 것이 좋다.

열성경련은 무엇보다 먼저 급하게 열을 떨어뜨려야 한다. 가장 간편한 방법이 손가락, 발가락 끝을 찔러서 피를 몇 방울 떨어뜨리는 것이며, 열이 오를 만하면 해열제를 먹이거나 항문에 넣는 것이 좋다. 아주 급하게 열이 오를 때는 알콜과 얼음물을 반반씩 섞어서 가슴을 제외한 팔다리에 발라 물을 증발시켜서 열을 내리는 방법도 사용해야 한다.

그러나 가장 중요한 것은 감기에 걸리지 않게 하고, 급체를 방지하는 것이다. 평소에 건강하게 만드는 것이 가장 뛰어난 방법임은 두말할 필요가 없다.

이 장에 소개한 음식들은 고열로 기운을 잃거나 여러가지 증상을 보이는 아이에게 부담없이 먹일 수 있는 것들이다.

배죽

◉ **음식재료**　배 3개, 멥쌀 1홉.

◉ **만드는 법**　① 물 2000cc를 냄비에 넣고 끓인다.
　　　　　　　② 배를 짓찧어 즙을 낸다.
　　　　　　　③ ①에 배즙을 넣고 끓이다가 쌀을 넣고 죽을 쑨다.
　　　　　　　④ 따뜻할 때 먹는다.

◉ **적응증**　어린애가 몸에 열이 있어서 정신이 흐릿하고 가만히 있지
　　　　　　못하면서, 음식을 먹지 못할 때 먹이면 낫는다.

 대나무 잎사귀죽

◉ **음식재료**　대나무 잎사귀 1줌, 멥쌀 1홉.

◉ **만드는 법**　① 물 2000cc를 냄비에 넣고 끓인다.
　　　　　　　② 대나무 잎사귀를 잘게 썰어서 끓는 물에 넣고 달이다가
　　　　　　　　 1000cc가 되면 찌꺼기를 버린다.
　　　　　　　③ ②에 쌀을 넣고 죽을 쑨다.
　　　　　　　④ 따뜻할 때 먹는다.

◉ **적응증**　어린애가 몸에 열이 있어서 정신이 흐릿하고 가만히 있지
　　　　　　못하는 것을 치료한다.

우엉죽

▷ **음식재료** 우엉뿌리 300g, 멥쌀 1홉.

▷ **만드는 법** ① 우엉뿌리를 잘게 썰어서 즙을 짠다.
② 우엉뿌리 즙에다 물을 부어서 1000cc를 만들어서 끓인다.
③ 물이 600cc로 줄면 쌀을 넣고 죽을 쑨다.
④ 따뜻할 때 먹는다.

▷ **적응증** 어린애가 몸에 열이 있어서 가슴이 답답하고 정신이 어리둥절하며, 살갗에 헌데가 생겼을 때 먹이면 낫는다.

 마른 칡죽

▷ **음식재료** 마른 칡뿌리 40g, 멥쌀 1홉.

▷ **만드는 법** ① 칡뿌리를 물 2000cc에 넣고 끓인다.
② 물이 반으로 줄면 찌꺼기를 버린다.
③ ②에 쌀을 넣고 죽을 쑨다.
④ 따뜻할 때 먹는다.

▷ **적응증** 어린애가 몸에 열이 있어서 토하거나 머리가 아프며, 가슴이 놀란 것처럼 두근거리거나 밤에 울 때 먹이면 낫는다.

칡가루탕

◉ **음식재료**　칡가루 80g.

◉ **만드는 법**　① 칡가루를 물에 풀어서 묽게 만든다.
　　　　　　② 냄비에 묽게 갠 칡가루를 끓여서 묽은 죽을 쑨다.
　　　　　　③ 따뜻할 때 먹는다.

◉ **적응증**　어린애가 몸에 열이 있어서 토하고 음식을 먹지 못할 때
　　　　　먹이면 낫는다.

 감두탕

◉ **음식재료**　검정콩 500g, 감초 30g.

◉ **만드는 법**　① 검정콩을 깨끗이 씻는다.
　　　　　　② 감초를 잘게 썬다.
　　　　　　③ 검정콩과 감초를 물 4000cc에 넣고 푹 달여서 2000cc
　　　　　　　가 되면 불을 끈다.
　　　　　　④ 콩과 감초를 버리고 물을 냉장고에 보관해 두고 수시로
　　　　　　　소주 한 잔 정도씩 먹인다.

◉ **적응증**　어린애가 몸에 열이 있어서 피부가 붉게 변하거나 음식을
　　　　　먹지 못할 때 먹이면 낫는다.

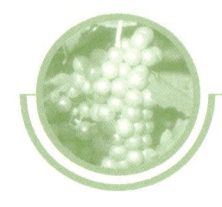

놀란 다음
경기를 하는 어린이

어린애는 기운이 튼튼하지 않다. 그렇기 때문에 강한 소리나 빛에 잘 놀라게 된다.

경기를 일으키는 아이의 증세는 다양하다. 어떤 아이는 아픈 곳이 전혀 없어 보이는데, 얼굴과 입술이 파랗다가, 밤이 되면 이를 악물고 혹은 손발을 오므렸다 폈다 하면서 정신이 몽롱해지기도 하고, 어떤 아이는 눈을 치켜 뜨고 몸을 뒤로 한참 동안 젖혀 있다가 깨어나기도 한다.

또 어떤 아이는 잘 놀다가 어른들이 급하게 부르는 소리를 듣거나 낯선 사람을 만날 때, 또는 뭔가 색다른 것을 보기만 해도 번번이 놀라서 하루에도 2, 3번씩 축 늘어지기도 한다. 이렇게 경기를 일으키는 아이들은 대부분 감기나 몸살, 급체 때문에 열이 나면서

2차 증상으로 경기를 일으키는 것이 대부분이다.

그렇게 자주 깜짝 놀라고, 우는 아이는 빨리 기운의 소통을 정상으로 만들어 주어야 한다. 제일 좋은 것은 한의원에 가서 사관을 터주는 것이지만 집에서 음식으로 치료할 수 있는 방법도 있다.

이 장에 소개하는 음식은 집에서 간단히 만들어 먹일 수 있으면서 경기를 일으킨 어린이에게 좋은 음식들이다.

석고죽

◉ **음식재료** 석고 150g, 싸래기 1홉.

◉ **만드는 법** ① 석고를 물 2000cc에 넣고 달여서 700cc가 되면 찌꺼기를 버린다.
② 이 물에 싸래기를 넣고서 묽게 죽을 쑨다.
③ 따뜻할 때 먹이면 좋다.

◉ **적응증** 어린애가 놀란 다음 간질처럼 경기를 일으키고 오한과 발열을 반복하며, 숨이 차고, 목 안이 아프다고 할 때 먹이면 낫는다. 소양인 체질에 가장 효과적이다.

어미돼지 젖

◉ **음식재료** 어미돼지 젖 100cc.

◉ **만드는 법** ① 어미돼지 젖을 100cc 짠다.
② 냄비에 넣고 약한 불로 살짝 끓인다.
③ 식혀서 천천히 먹이면 좋다.

◉ **적응증** 어린애가 놀란 다음에 시도때도 없이 경기를 할 때 먹이면 낫는다. 소양인 체질에 가장 효과적이다.

죽순 볶음

● **음식재료** 신선한 죽순 250g, 땅콩 기름, 소금.

● **만드는 법** ① 신선한 죽순의 껍질을 벗기고 다듬은 다음 잘게 잘라서
　　　　　　　　깨끗이 씻는다.
　　　　　　　② 땅콩기름을 끓여서 거기에 죽순을 넣고 잠깐 동안 볶고
　　　　　　　　소량의 소금을 넣는다.
　　　　　　　③ 한꺼번에 먹는다.

● **적응증** 어린애들의 경련, 발열, 두통에 사용한다. 또는 임신부의
　　　　　　어지럼증에 쓴다.

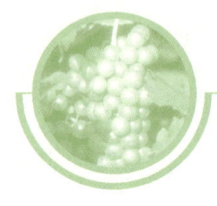

밥을 먹지 않는
어린이

한 방에서는 밥맛이 없는 것을 두 가지로 나눈다. 식욕이 없을 때 어떤 사람은 입이 쓰다고 말하고, 어떤 사람은 입이 달다고 말한다. 입맛이 쓰게 느껴지는 사람은 몸 속에 열이 많은 사람이고 입맛이 달게 느껴지는 사람은 속이 찬 사람이라고 보면 크게 틀리지 않는다.

어린아이들은 물 마시는 것을 살펴보면 알 수가 있다. 속에 열이 많아서 밥을 먹지 못하는 아이는 물만 찾는다. 이런 아이에게는 맵고 자극성이 강한 음식을 먹이면 밥맛이 더욱 떨어지고 물만 더 마시려 한다.

이에 비해 평소에 물을 많이 마시지 않는 아이는 속이 차기 때문에 밥맛이 없는 경우이다. 이럴 경우에는 아이스크림, 청량음료,

과자 등을 주면 식욕이 더 없어진다.

얼굴이 창백하고 잠잘 때 식은 땀을 흘리고 뼈대가 가는 아이들은 타고날 때 이미 약한 아이들이기 때문에 몸을 보하는 약이 필요하다. 하지만 활기차고 목소리가 강한 아이들에게는 무엇이든 잘 먹게 하는 것이 바로 보약이 된다.

밥을 잘 먹지 않는 아이들은 대부분 비위의 기운이 약해서, 음료수나 군것질을 좋아한다. 그런 아이에게는 비위의 기능을 향상시키는 약을 먹이거나 음식으로 보강해 주면 효과를 볼 수 있다.

사인 돼지밥통 곰

● **음식재료**　사인가루 10g, 돼지밥통 1kg, 후춧가루, 산초, 생강, 파의
흰 밑뿌리 적당량, 돼지기름 100g, 조리용 술 50g, 콩가루
30g, 조미료 3g, 소금 5g.

● **만드는 법**　① 사인을 가열해서 부드럽게 가루를 낸다.
② 돼지밥통을 씻어서 끓는 물에 담갔다 꺼내서 근막을 버
린다.
③ 냄비에 끓는 물과 돼지밥통, 생강, 파, 산초를 넣는다.
④ 끓여서 위에 뜬 것들을 제거한 다음 돼지밥통을 꺼내서
식힌 다음에 손가락 크기로 자른다.
⑤ 냄비의 국물 500g에 돼지밥통을 넣고 가열하면서 사인
가루, 후춧가루, 조리용 술, 돼지기름, 조미료, 콩가루
를 넣어서 걸죽하게 만들면 된다.
⑥ 식힌 다음에 먹는다.

● **적응증**　비위가 허약한 아이, 식욕이 없을 때, 임신 중에 아랫배가
아프거나 피가 비칠 때 먹으면 좋다.

돼지고기 으깸

◉ **음식재료** 사인 50g, 돼지 허벅다리 500g, 파 100g, 생강, 산초, 조미
용 술, 참기름 적당량.

◉ **만드는 법** ① 돼지 허벅다리에서 잔털을 깨끗하게 깎아 내고, 물기를
짜낸 다음, 대꼬챙이로 양쪽을 묶는다.
② 생강은 자르고, 파는 절단한다.
③ 산초와 소금을 냄비에 넣고 볶은 다음, 약간 말려서 돼
지 허벅다리를 문지른다.
④ 이어서 냄비 안에 24시간 동안 놓아둔다.
⑤ 사인을 갈아서 가루를 낸다.
⑥ 소금에 절인 좋은 돼지 허벅다리를 다시 한번 씻은 다
음, 물기를 짜낸다.
⑦ 돼지 허벅다리에 사인가루를 뿌리고, 깨끗한 천으로
싸서 통 모양으로 만든 다음, 가는 끈으로 묶어서 밑이
깊은 냄비 안에 넣는다.
⑧ 그런 다음 생강 조각과 파 토막, 조미용 술을 넣고, 바
구니에 넣어서 끓는 물 위에 1시간 30분 동안 찐다.
⑨ 꺼낸 다음에 서서히 말리면서 가는 끈과 삼베 보자기를
버리고, 참기름을 뿌려 만든다.
⑩ 잘라서 먹는다.

◉ **적응증** 비위가 허약해서 음식을 잘 먹지 않는 아이, 식사 후에 자
주 체하는 어린 아이, 자주 배가 아프다고 보채는 아이에
게 좋고 임신 중에 피가 비칠 때도 먹으면 좋다. 소양인 체
질에게 매우 효과적이다.

초과 돼지갈비 곰

음식재료 초과 10g, 율무 50g, 돼지갈비 2.5kg, 생강, 파의 흰 밑뿌리 각각 50g, 산초, 조리용 술, 설탕가루, 참기름, 조미료, 소금, 간수 적당량.

만드는 법 ① 초과와 율무를 나누어서 누렇게 볶은 다음에 가루로 만들어 물에 넣고 끓여서 5000ml의 약국물을 만든다.
② 돼지갈비를 씻어서 같은 크기로 잘라서 약국물에 담그고 파, 생강, 산초를 넣고 가열한다.
③ 위에 뜨는 것은 버린 다음에 고기가 60~70% 익었을 때 갈비를 꺼내서 식힌다.
④ 간수를 집어 넣고 가열하면서 갈비를 넣어 간수가 배어들게 한다.
⑤ 적당한 양의 간수를 냄비에 넣고 설탕, 조미료, 소금을 넣고 가열해서 진한 국물을 만들고 그 다음에 조리용 술을 넣고 갈비를 건져낸 다음 참기름을 위에 뿌려서 쟁반 위에 담아낸다.
⑥ 갈비를 먹는다. 반찬을 곁들여 먹어도 된다.

적응증 소화기가 약해서 몸이 마른 아이, 뼈가 약해서 자주 다리가 아프다고 투정하는 아이, 음식을 적게 먹고 대변이 묽을 때 먹으면 좋다.

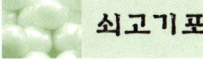

쇠고기포

● **음식재료**　후추 15g, 필발 15g, 말린 귤껍질, 초과, 사인, 양강 각각 6g, 쇠고기 2.5kg, 생강 100g, 파의 흰 밑 50g, 소금 75g.

● **만드는 법**　① 쇠고기의 근막을 버리고, 썻은 다음 끓는 물에 넣고서 색이 변하면 건져내서 차갑게 식힌다.
　② 그런 다음 큰 덩어리로 잘라 준비한다.
　③ 후추, 필발, 말린 귤껍질, 초과, 사인, 양강을 갈아서 가루로 만든다.
　④ 다시 생강을 쪼개고, 파의 흰 밑을 국물 내어 위의 약재가루와 섞어 소금으로 간을 맞추고, 호두 모양으로 만든다.
　⑤ 쇠고기 덩어리와 위의 약재가루 덩어리를 고르게 섞은 후, 단지 안에 쌓고 밀봉한다.
　⑥ 이틀 동안 절인 다음 꺼내어, 다시 화로에 익혀 포를 만든다.
　⑦ 여러 번 나누어 먹는다.

● **적응증**　비위가 약해서 배가 찬 아이, 밥 생각이 나지 않아 억지로 밥을 먹는 아이에게 먹이면 좋다.

인삼 대추밥

● **음식재료**   인삼 15g, 말린 대추 30g, 찹쌀 250g, 흰 설탕 적당량.

● **만드는 법** ① 먼저 인삼과 빨간 대추를 물에 넣고 불린다.
② 다시 인삼과 대추를 냄비에 넣고 30분 이상 끓여서 인삼과 대추를 건져내고 약물을 보관해 둔다.
③ 찹쌀을 큰 냄비에 넣고, 물을 적당히 붓고 밥을 지어 접시에 덮어 깐다.
④ 인삼과 대추를 밥 위에 보기 좋게 배치한다.
⑤ 보관해 두었던 약물에 흰 설탕을 넣고 끓여서 찻잔에 따른 다음 쌀밥 위에 인삼과 대추 얹은 것과 함께 낸다.
⑥ 수시로 먹는다.

● **적응증**   밥맛이 없는 아이, 몸이 마르고 신체가 허약한 아이, 게을러서 아무것도 하려 하지 않는 아이, 기운이 부족하면서 자꾸 땀이 나는 아이, 음식을 적게 먹고 대변이 무를 때, 가슴이 두근거려서 잠을 잘 이루지 못할 때, 팔다리나 얼굴이 부을 때 먹으면 좋다. 소음인 체질에 적합하다.

● **주의사항**   몸에 열이 많아서 혓바닥에 짙은 이끼가 끼었을 때는 먹지 않는 것이 좋다. 당뇨병 환자는 설탕을 넣지 않는 것이 좋다.

연밥돼지밥통 썰이

◉ **음식재료** 심을 제거한 데친 연밥 40g, 돼지밥통 1개, 참기름, 소금, 파, 생강, 마늘 적당량.

◉ **만드는 법** ① 돼지밥통을 씻은 다음 그 안에 데친 연밥을 넣는다.
② 냄비 안에 물을 붓고 삶아서 익힌다.
③ 식기를 기다려 돼지밥통을 자른 후 연밥과 같이 그릇에 놓고 참기름, 소금, 파, 생강, 마늘로 간을 맞춰서 먹으면 된다.

◉ **적응증** 음식을 적게 먹는 아이, 밥은 많이 먹으면서 몸이 마른 아이, 설사를 자주 하는 아이, 몸이 붓는 병이 있을 때 약물의 보조요법으로 먹으면 좋다.

 양고기죽

◉ **음식재료** 신선한 양고기 150∼250g, 찹쌀 적당량.

◉ **만드는 법** ① 양고기와 찹쌀을 함께 끓여서 죽을 쑨다.
② 따뜻하게 데워서 먹는다.
③ 끼니 때에 반찬을 곁들여 먹어도 된다.

◉ **적응증** 비위가 허약하고 몸이 찬 아이에게 먹이면 좋다. 소음인 체질에 적합하다.

◉ **주의사항** 양고기를 먹는 동안에는 반하나 석창포가 들어간 한약을 먹지 않는 것이 바람직하다.

성인병에 좋은 음식보약 7

　성인병은 나이가 들면서 생활습관, 음식, 사회적 문화적 환경에 따라 나타나는 병들로 대개 당뇨병, 고혈압, 동맥경화증, 비만, 심장병 등을 함께 일컫는 말이다. 성인병은 서로 연관성이 있어 한 가지 증상이 나타나면 곧 다른 증상도 이어 나타나는 것이 특징이다. 예를 들어 비만이 있으면 혈액 속의 인슐린 대사에 이상이 생기고 그 영향으로 당뇨병이 나타나고, 또 그 영향으로 고혈압이 나타날 수도 있다.

　모두 그런 것은 아니지만 성인병 발병은 과식과 운동부족이 주범으로 꼽히고 있다. 그럼에도 불구하고 열량은 많이 섭취하고, 운동량은 줄어드는 도시 생활의 특성상 당뇨병을 포함한 성인병은 점점 더 늘어날 추세이다. 따라서 적절한 열량 섭취와 운동이야말로 성인병을 예방하고 건강을 유지하는 가장 큰 보약이라 할 수 있다.

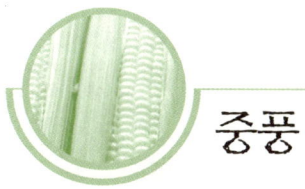

중풍

중 풍은 한 번 치료했다고 해서 끝나는 게 아닌, 재발이 아주 잦은 병이다. 보통 민간에서는 3년 안에 반드시 재발한다고 믿고 있을 정도다. 때문에 거의 대부분의 중풍환자들은 퇴원 후에도 한 동안은 꾸준히 치료를 받는다.

그렇지만 처음에 비해 몸의 기능도 어느 정도 회복되고 초기의 두려움도 많이 사라져서 주의력이 떨어진 까닭인지 대부분 한 3년 이 지나면 치료도 소홀해지고 섭생도 게을리 한다.

그러나 분명히 말하지만, 중풍에 걸렸던 사람은 재발의 가능성 을 늘 염두에 두고 조심해야 한다. 특히 시기적으로는 10월말이 지 나면 재발할 위험이 높으니 반드시 섭생과 치료에 주의를 기울여야 한다.

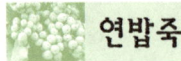 **연밥죽**

▶ **음식재료** 연밥 15g, 용안육 10g, 쌀 30g.

▶ **만드는 법** ① 연밥을 가루낸다.
② 위의 음식재료들을 함께 넣고 죽을 끓인다.
③ 따뜻한 상태에서 먹는다.

▶ **적응증** 부인들의 어지러움, 빈혈, 기운부족, 머리가 어지러울 때,
중풍 예방에 효과가 있다. 태음인 체질에 알맞다.

 구기자죽

▶ **음식재료** 신선한 구기자 잎 50g(구기자는 10g), 쌀 100g, 검은 설탕
적당량.

▶ **만드는 법** ① 먼저 신선한 구기자 잎(또는 구기자)을 물로 씻어서 물
300cc를 넣고 끓여서 200cc가 되면 구기자 잎을 건져
낸다.
② 쌀, 검은 설탕에다가 물 300cc를 다시 넣고 끓여서 멀
건 죽이 되기를 기다린다.
③ ②를 아침, 저녁으로 따뜻하게 데워서 먹는다.

▶ **적응증** 허약한 사람들의 당뇨병, 기운이 약한 사람들이 열이 날
때, 머리가 어지럽고 눈동자가 붉어질 때, 병약자들의 식
욕부진에 효과가 있다. 소양인 체질에 좋다.

인삼죽

◉ **음식재료**   인삼 10g, 쌀 100g, 귤껍질 10g, 생강 10g, 소금 적당량.

◉ **만드는 법**   ① 인삼, 귤껍질, 생강을 물에 넣고 달여서 찌꺼기를 버린다.
② ①에다 쌀을 넣고 죽을 쑨다.
③ 죽이 다 되면 소금을 넣고 젓는다.
④ 빈 속에 죽을 따뜻하게 데워서 먹는다.

◉ **적응증**   노약자나 큰 병을 치르고 난 사람들의 기운부족, 위가 불
편하고 소화가 안 될 때, 밥맛이 없을 때, 몸이 말랐을 때
오랫동안 먹으면 효과가 있다. 소음인 체질에 좋다.

 ## 솔잎죽

◉ **음식재료**   솔잎 5g, 쌀 100g, 꿀 적당량.

◉ **만드는 법**   ① 먼저 솔잎을 끓여서 즙을 우려내고 찌꺼기를 버린다.
② ①에다 쌀을 넣고 죽을 쑨다.
③ 죽이 다 되면 적당량의 꿀을 넣고 젓는다.
④ 아침, 저녁으로 빈속에 죽을 따뜻하게 데워서 먹는다.

◉ **적응증**   노약자나 큰 병후 사람들의 기운부족, 중풍 예방, 출산 후
체력이 약할 때, 폐가 약해서 기침이 심하고 피를 토할 때,
만성 변비에 좋다. 태양인 체질에 좋다.

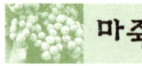 **마죽**

▷ **음식재료** 참마 중간 크기 1개(약 200g), 꿀 적당량.

▷ **만드는 법** ① 마의 껍질을 벗기고 믹서기나 주서기에 넣고 간다.
② ①에 꿀을 적당히 넣고 약한 불로 살짝 끓인다.
③ 마가루의 약 5~7배의 물을 붓고 약한 불로 은은하게
죽을 쏜다.
④ 죽을 반 공기씩 아침, 저녁으로 데워서 먹는다.

▷ **적응증** 몸이 허약하고 소화가 잘 안 되는 사람에게 좋다. 태음인
체질에게 가장 좋다. 또 참마를 갈아서 즙으로 마시기도 하
고, 가루로 만들어서 다른 약과 함께 먹기도 한다.

 콩죽

▷ **음식재료** 흰콩 2큰술(또는 두유 1컵), 쌀 1큰술.

▷ **만드는 법** ① 먼저 흰콩을 3시간 정도 불려서 껍질을 벗긴다.
② 쌀을 1시간 정도 불려둔다.
③ 불려 두었던 흰콩과 쌀을 믹서에 갈아서 체에 받쳐 걸
러낸다.
④ ③을 냄비에 넣고 약 6~7배의 물을 붓고 약한 불로 은
은하게 죽을 쏜다.

▷ **적응증** 어른들의 근육 씰룩거림, 어린이들의 경련, 병후에 밥맛이
없고 기운이 약할 때, 노약자들의 체력 보강에 좋다. 태음
인, 소양인 체질에 좋다.

▷ **주의사항** 몸이 차고 설사를 자주 하는 사람은 콩의 양을 줄이거나
죽을 적게 먹어야 한다.

형개죽

◉ **음식재료** 썰어놓은 형개 1줌, 물에 인 찹쌀 4홉, 썰어놓은 박하잎 반 줌, 천에 싼 약전국 5홉.

◉ **만드는 법** ① 형개를 먼저 달인다.
② 그 달여낸 물에 찹쌀과 다른 것들을 넣어 죽을 쑨다.
③ 따뜻할 때 소금과 식초를 조금 쳐서 빈속에 먹는다.
④ 이와 같이 늘 먹는다.

◉ **적응증** 나이든 사람이 중풍으로 입과 얼굴이 비뚤어지고, 대소변 이 잘 나가지 않으며 속이 답답한 것을 고친다. 소양인 체 질에 가장 효과적이다.

◉ **알아둡시다** ① 형개는 들에서 나는 차조기라고 해서 차조기와 거의 비 슷한 향기를 가지고 있는 1년생 풀이다. 한방에서는 이 약을 가슴에 화가 많은 사람에게 사용해 오고 있다. 가 벼운 향기가 있어서 박하와 어울려서 가슴의 열기를 내 려주는 데는 매우 효과적이다.
② 박하는 우리가 먹는 박하사탕의 잎이다. 밤에 꿈이 많 고, 변비가 있거나 입이 마르는 사람, 얼굴로 열이 후끈 달아오르는 사람이 먹으면 매우 좋다.
③ 약전국은 한방에서 향시라고 하는데 주로 가슴이 답답 할 때 사용한다. 청국장과 비슷하다.

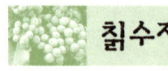 **칡수제비**

◉ **음식재료**   칡뿌리 녹말 5냥, 형개 1줌, 약전국 5홉.

◉ **만드는 법**   ① 칡뿌리 녹말을 반죽한다.
② 형개와 약전국을 넣고 물을 끓인다.
③ ②에 칡뿌리 녹말반죽을 떼서 수제비를 만들어 넣는다.
④ 다 익을 때쯤 해서 파, 후추 등의 양념을 쳐서 완성한다.
⑤ 하루에 한두 번 빈속에 먹고, 몸조리한다.

◉ **적응증**   나이든 사람이 중풍에 걸려 말이 잘 안 되고 정신이 혼미하고 팔다리를 잘 쓰지 못하면서 힘이 없는 것을 치료한다. 몸에 열이 많아서 뜨거운 태음인과 성질이 급한 소양인 체질에 좋다.

◉ **주의사항**   태음인 체질인 사람은 돼지고기와 메밀국수를 먹지 말아야 한다.

◉ **알아둡시다**   칡에는 전분이 들어 있어서 옛날에 흉년이 들면 국수도 해 먹었다. 주로 몸에 열이 많아서 변비가 있고, 열이 후끈 달아오르는 사람에게 좋다. 또 가벼운 감기에도 효과적이다. 한약 이름으로는 갈근(葛根)이라 한다.

마늘조림

▶ **음식재료**   마늘 1근, 콩 1근.

▶ **만드는 법**   ① 마늘을 까서 잘게 썬다.
　　　　　　　② 콩나물 콩을 볶아서 노랗게 만든다.
　　　　　　　③ 위의 2가지 재료를 넣고 약한 불에 달여서 걸죽하게 만든다.
　　　　　　　④ 따뜻한 상태에서 빈속에 2~3 숟가락씩 먹는다.

▶ **적응증**   나이든 사람이 중풍에 걸려 대소변이 막히고 팔다리가 늘어지고 힘이 없는 것을 치료한다. 하초의 원기가 부족할 때도 효과가 있다.

▶ **알아둡시다**   마늘은 우리나라 사람들만 좋아하는 것이 아니다. 이제는 서양에서도 그 효과를 알아주고 있다. 그래서 가루로 만들어 먹는 사람이 늘어나고 있고, 음식에도 많이 사용하고 있으니, 마늘냄새에 너무 신경쓰지 않아도 된다.
　　마늘은 성질이 따뜻해서 힘이 부족한 사람에게 좋다. 아로나민이라는 약도 결국 마늘추출물이다. 몸이 찬 소음인 체질에 매우 유용하게 사용할 수 있다. 위염이나 위궤양이 있는 소양인이 먹으면 속이 쓰리다.
　　콩은 만주와 한반도 북쪽지방이 원산지이다. 그러나 요즈음은 거의 대부분 미국산이다. 그러나 문제는 우리나라에 수입되는 부분의 상당량이 유전자 조작된 것이라는데 문제점이 있다. 예전처럼 논두렁 밭두렁에 콩을 심는 지혜가 필요한데 인건비가 비싸서 그렇게 하지 못한다니 안타깝다. 비싸더라도 유기농산물을 이용할 수밖에 없다. 콩은 태음인 체질에게 도움이 된다.
　　따라서 마늘조림은 소음인과 태음인 체질에게 도움이 된다.

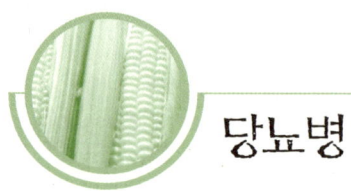

당뇨병

한 방에서는 당뇨병을 소갈이라고 한다. 당뇨병이 있을 때 나타나는 주된 증상 가운데 하나가 심한 갈증이기 때문에 이름을 그렇게 붙인 것이다. 당뇨병이 심한 사람에게는 3가지 증상이 있는데 많이 먹고, 많이 마시고, 소변을 자주 보는 것이 그것이다.

그러나 이런 증상은 가벼운 당뇨병에서는 나타나지 않는다. 당뇨병의 원인은 유전적인 것도 크지만 잘못된 식생활과 심한 정신적 스트레스도 큰 원인으로 꼽히고 있다.

당뇨병 치료에 있어서 가장 중요한 것은 적당한 열량 섭취와 운동이다. 그렇게 해서 자신의 표준 체중을 유지하는 것이 필요하다. 평소에 정신적 긴장이 심한 사람은 운동량을 조금 늘리면 심리적으로 편안해지고 치료효과도 높일 수가 있다. 이렇게 준비가 된 상태에서만 약물치료의 효과를 볼 수 있다.

　당뇨병에 걸리면 약물에만 치료를 의지하는 경우가 종종 있는데, 완전한 치료를 위해서는 식이요법, 운동요법과 약물요법을 겸해야만 한다. 한방약재는 혈당조절은 물론 체력보강을 겸하기 때문에 오래된 환자들에게 적극 권장해 볼 만하다.

생강즙

● **음식재료** 생강 600g, 꿀 50g, 물 500cc.

● **만드는 법** ① 생강을 물에 깨끗이 씻어서 물기를 뺀다.
② 생강을 강판에 갈아서 천보자기에 넣어서 즙을 내거나 녹즙기에 넣고 즙을 짜낸다.
③ 생강즙 50g에 물을 붓고, 꿀을 적당히 넣고 날마다 1~2번 마신다.
④ 나머지 생강즙은 냉장 보관해 두었다가 같은 방법으로 마신다.

● **적응증** 소음인의 당뇨병에 효과적이다. 다른 체질에는 오히려 나쁠 수도 있다.

 순채나물

● **음식재료** 순채나물 600g, 물 500cc.

● **만드는 법** ① 순채나물을 다듬어서 잡티를 없앤다.
② 끓는 물에 3~4분간 살짝 담근 뒤 꺼낸다.
③ 식초와 소금으로 간을 맞춘다.
④ 반찬으로 먹는다.

● **적응증** 태양인 당뇨병에 효과적이다. 순채나물을 먹고 나서 갈증이 멎으면 그만 먹어야 한다. 소음인 체질은 먹지 않는 것이 좋다.

오디즙

◉ **음식재료**   오디 600g, 설탕 300g.

◉ **만드는 법**   ① 오디를 다듬어서 잡티를 없앤다.
　　　　　　　② 냄비에 넣고 물기가 없어질 때까지 끓인다.
　　　　　　　③ 설탕을 넣고 더 끓이다가 불을 끈다.
　　　　　　　④ 밀폐된 용기에 넣어서 냉장 보관한다.
　　　　　　　⑤ 하루에 1～2번 1스푼씩 먹는다.

◉ **적응증**   소양인 당뇨병에 효과적이다. 이때 갈증이 심하면 오미자
　　　　　　를 같이 먹으면 좋다.

 구기음

◉ **음식재료**   구기자나무 뿌리껍질(지골피) 200g, 밀 200g, 멥쌀 3홉.

◉ **만드는 법**   ① 구기자나무 뿌리껍질과 밀을 물 3000cc에 넣고 달이다
　　　　　　　　가 2/3정도로 줄어들면 찌꺼기를 버린다.
　　　　　　　② 그 물에 멥쌀을 갈아서 넣고 미음을 쑨다.
　　　　　　　③ 갈증이 날 때마다 천천히 먹는다.

◉ **적응증**   가슴이 답답해서 입이 마르고, 뼈마디가 뜨거운 것을 치료
　　　　　　한다.

행락죽

◉ 음식재료 살구씨 100g, 우유 1ℓ , 보리쌀 2홉, 설탕 적당량.

◉ 만드는 법 ① 살구씨를 부드럽게 갈아서 진하게 달인다.
② 보리쌀도 부드럽게 간다.
③ 살구씨가루와 보리쌀가루에 우유를 넣고 죽을 쑨다.
④ 죽이 다 되면 설탕을 타서 먹는다.

◉ 적응증 당뇨병으로 속이 뜨겁거나 기운이 올라올 때, 음식이 내려가지 않는 것을 치료한다.

 갈대뿌리음자

◉ 음식재료 갈대뿌리(노근) 300g.

◉ 만드는 법 ① 갈대뿌리를 잘게 썬다.
② 물 3000cc에 넣고 강한 불로 끓이다가 물이 끓으면 약한 불로 줄여서 반으로 줄 때까지 달인다.
③ 찌꺼기를 버리고 식힌 다음 유리병에 넣어서 냉장고에 보관한다.
④ 빈속에 조금씩 먹다가 점점 양을 늘려가며 마신다.

◉ 적응증 당뇨병으로 손발이 저리거나 물을 아무리 많이 먹어도 입이 쓰고 마를 때 먹으면 좋다.

◉ 주의사항 밀가루 국수는 피해야 한다.

시금치뿌리죽

● **음식재료** 신선한 시금치뿌리 250g, 닭의 모이주머니 1개, 멥쌀 적
당량.

● **만드는 법** ① 시금치 뿌리를 씻어서 자른다.
② 닭의 모이주머니에다가 물을 적당량 넣어서 30분쯤 끓
인다.
③ ①과 ②에 다시 멥쌀을 넣고 한 번 더 끓인다.
④ 가끔 복용한다.

● **적응증** 당뇨병에 좋다.

 돼지췌장탕

● **음식재료** 돼지췌장 1개, 율무 30g, 참마 120g, 원추리 60g.

● **만드는 법** ① 돼지췌장을 깨끗이 씻어서 조각 낸다.
② 참마를 깨끗이 씻어 어슷 썬다.
③ 원추리는 따뜻한 물에 담근 뒤 꽃자루를 버리고 깨끗이
씻는다.
④ 율무는 깨끗이 씻는다.
⑤ 이상의 4가지를 냄비에 넣고 물을 적당히 붓고, 참마가
충분히 익을 때까지 끓여서, 냄비에서 꺼내어 따뜻하게
식힌다.
⑥ 탕은 마시고 돼지고기, 참마, 원추리, 율무는 먹는다.

● **적응증** 기운이 부족해서 당뇨병이 생겼을 때 먹으면 좋다.

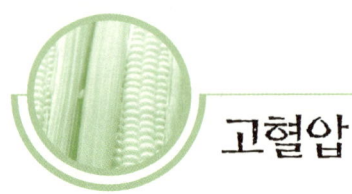

고혈압

고 혈압은 병명이라기보다 하나의 증세라고 보는 것이 좋다. 혈압은 건강한 사람도 정신적인 흥분이나 운동으로 증가할 수 있고, 또 조금씩 차이가 있는 것이므로 얼마 이상의 혈압을 고혈압으로 보느냐에 대해서는 명확한 경계가 있는 것은 아니다. 다만 임상적으로는 일단 안정시에 측정한 혈압으로서 최고혈압(수축기 혈압)이 성인의 경우 150~160mmHg 이상, 최저혈압(이완기 혈압)이 90~95mmHg 이상을 고혈압으로 취급한다.

한의학에서는 고혈압이라는 용어를 직접 쓰지는 않았으며, 음허양항(陰虛陽亢), 간양상항(肝陽上亢), 두훈(頭暈), 두통, 중풍, 정충, 흉비 등의 범주에 속하는 것으로 볼 수 있다.

고혈압 치료는 참을성 있게 병에 대처하는 것이 필요하다. 무엇보다 중요한 것은 정신적 안정이다. 정신적인 스트레스가 원인인 혈압상승은 건강한 사람에게도 일어나는 현상이지만 고혈압 증세가 있는 사람에게는 혈압을 더욱 상승하게 하며, 스트레스가 계속되면 혈압은 지속적으로 더욱 상승하고, 마침내는 그 부담이 원인이 되어 신장혈관에 동맥경화가 진행되고 혈압은 점점 더 높아지게 된다.

고혈압 환자는 살찐 사람은 살이 빠지도록 식사의 양과 종류를 조절해야 한다. 폭음과 폭식을 피하고 식사의 양은 정상량의 8할 정도로 한다. 한번에 많이 먹으면 일시적 현상이지만 식후에 혈압이 오를 우려가 있다. 난황, 우유(탈지우유는 무방), 버터, 치즈, 내장, 육류의 지방분, 오징어, 새우 등은 되도록 먹지 말고, 또 식염(소금)의 양도 조정해야 한다. 고혈압 증세가 가벼울 때도 하루 10g 이상은 섭취하지 말아야 하며 필요에 따라 더욱 감량하는 것이 좋다.

이 밖에 술, 담배, 커피도 되도록 제한하는 것이 바람직하나 정신의 안정이나 불면증 해소에 도움이 될 정도면 가끔씩 하는 것은 무방하다.

국화녹차

● **음식재료** 국화 10g, 녹차의 잎 3g.

● **만드는 법** ① 국화의 잡티나 먼지를 제거하고, 녹차의 잎을 같이 넣
　　　　　　　어, 거품이 일게 끓인다.
　　　　　　　② 물처럼 먹는다.

● **적응증** 고혈압이 있는 사람이 오랫동안 먹으면 혈압이 내려간다.

 강압차

● **음식재료** 대마 잎 5g, 산사육 15g, 오미자 5g, 설탕 20g.

● **만드는 법** ① 대마의 잎, 산사육 , 오미자 등의 약에서 잡티나 먼지를
　　　　　　　제거한다.
　　　　　　　② 물 500cc를 붓고 30분 정도 끓여 300cc 정도로 만든다.
　　　　　　　③ 거품을 제거하고 즙을 취해, 설탕을 끓인 것을 넣어, 서
　　　　　　　늘한 곳에 보관했다가 복용한다.

● **적응증** 고지혈증, 고혈압, 심장 관상동맥 질환 등에 쓴다.

● **주의사항** 대마 잎을 피우면 대마관리법에 저촉된다. 따라서 법이 허
　　　　　　　용하는 범위 안에서 사용해야 한다. 예전부터 대마씨는 변
　　　　　　　비치료제로 많이 이용하고 있다.

국화 닭고기 편육

◉ **음식재료** 신선한 국화잎 100g, 말린 닭고기 600g, 달걀 3개, 닭곰국 150g, 소금, 백설탕, 조미용술, 후춧가루, 생강, 파, 참기름 적당량, 콩가루, 옥수수 가루 각 20g.

◉ **만드는 법** ① 말린 닭고기에서 근막을 제거하고 얇게 자른다.
② 신선한 국화잎을 맑은 물에 가볍게 씻고 찬물에 띄운다.
③ 생강, 파를 잘게 썬다.
④ 달걀은 흰자를 쓴다.
⑤ 닭고기에 달걀의 흰자, 소금, 조미료, 후춧가루, 옥수수 가루를 넣어 잘 섞어 걸쭉한 액체를 만든다.
⑥ 소금, 백설탕, 후춧가루, 조미료, 콩가루를 닭곰국에 넣고 즙에 보탠다.
⑦ 기름 두른 솥을 달구어 닭고기를 넣어 속까지 충분히 익혀 꺼내서 걸러 기름을 뺀다.
⑧ 또 다른 솥에 뜨거운 기름을 넣고 생강, 파를 넣어 반쯤 익히고 닭고기를 넣고 조미용 술을 끓여 넣고 즙을 넣어 잘 섞고 그릇에 따른다.
⑨ 몇 번 뒤적거리며 볶다가 국화잎을 넣고 다시 몇 번 뒤적거리면 완성된다.
⑩ 뜨거울 때 먹는다.

◉ **적응증** 고혈압, 머리가 어지러울 때, 눈이 아프고 충혈될 때 먹으면 좋다.

천마와 돼지뇌 졸임

◉ **음식재료** 천마 15g, 돼지뇌 1구, 생강, 파의 흰 밑, 소금, 조미료 적
당량.

◉ **만드는 법** ① 천마를 물에 담가 두었다가 얇은 조각으로 자른다.
② 돼지뇌를 씻어, 법랑 그릇 안에 넣고, 천마조각, 파의
흰 밑, 생강조각, 조미료, 소금을 넣는다.
③ 냄비 안에 물을 붓고, 법랑 그릇을 냄비 안에 넣어서 졸
이면 다 된 것이다.
④ 끼니마다 나누어 먹는다.

◉ **적응증** 고혈압, 동맥경화, 신경쇠약은 물론, 머리가 어지럽고 눈
이 아찔할 때, 뇌혈관 이상으로 머리가 아프거나 반신불수
가 된 사람에 이르기까지 효과가 좋다.

 메밀국수

◉ **음식재료** 메밀국수 250g, 참기름 30g.

◉ **만드는 법** ① 메밀가루에 물을 적당히 넣어서 반죽한다.
② 밀방망이로 얇게 펴고, 참기름을 뿌려가며 층을 나
눈다.
③ 얇게 잘라서 국수를 완성한다.
④ 뭉근 불로 익히거나, 혹은 시루에 쪄서 익히고, 주식으
로 먹는다.

◉ **적응증** 당뇨병, 고지혈증, 심장 관상동맥 질환, 고혈압이 있는 환
자가 먹으면 좋다.

결명자죽

◉ **음식재료** 결명자 10~15g, 멥쌀 50g, 설탕 적당량.

◉ **만드는 법** ① 먼저 결명자를 찧어서 냄비에 넣고 약간 향기가 날 때
　　　　　　　　까지 볶는다.
　　　　　　　　② 식을 때까지 기다린 후 끓여서 찌꺼기를 버리고 즙만
　　　　　　　　취한다.
　　　　　　　　③ 멥쌀을 넣고 끓여 죽을 쑨다.
　　　　　　　　④ 죽이 완성된 후 설탕을 넣고 다시 끓인다.
　　　　　　　　⑤ 끼니마다 나누어 먹는다.

◉ **적응증** 고혈압, 고지혈증 및 습관성 변비가 있는 사람이 먹으면
　　　　　　좋다.

◉ **주의사항** 대변을 자주 보거나 설사를 자주 하는 사람은 복용해서는
　　　　　　　안 된다.

 ## 미나리죽

◉ **음식재료** 신선한 미나리 60g, 멥쌀 50~100g.

◉ **만드는 법** ① 미나리를 깨끗하게 씻어 찧는다.
　　　　　　　　② 멥쌀과 같이 냄비에 넣고, 물을 600g 정도를 넣고 끓여
　　　　　　　　서 죽을 만든다.
　　　　　　　　③ 아침식사로 따뜻하게 데워서 먹는다.

◉ **적응증** 고혈압, 당뇨병 등이 있는 환자가 먹으면 좋다.

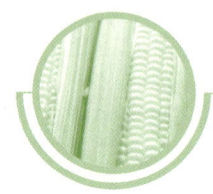

동맥경화증

동맥경화증은 혈관에 콜레스테롤, 중성지방 등이 침착(沈着)하여 혈관내강(血管內腔)이 좁아지고 탄력성을 잃는 병이다. 일종의 노화현상으로서 정도의 차이는 있지만 모든 사람들이 나이가 들면 생기는 병이라고도 할 수 있다. 원인으로는 지질대사이상(脂質代謝異常), 호르몬대사이상, 유전적 소질, 식생활 등 여러 가지 설이 있으나, 그 중 한 가지만의 이유에 의한 것이 아니고 여러 원인이 서로 겹쳐서 발생되는 것으로 보고 있다.

병의 증상은 전신에서 일어날 수 있으나, 대동맥, 뇌, 심장관상동맥, 신장 등의 혈관에 나타났을 경우에 임상적으로 문제가 된다. 예를 들어 대동맥에서는 동맥류(動脈瘤), 뇌에서는 뇌혈전(腦血栓), 뇌동맥경화증, 뇌출혈, 심장에서는 협심증(狹心症), 심근경

색, 신장에서는 신장경화증, 고혈압증 등이 동맥경화증의 주원인이 된다.

이 병의 예방은 과로와 자극을 피하고 규칙적인 생활을 하며, 동물성 지방을 제한하고 비타민, 단백질을 충분히 섭취하며 과식을 피하는 것이 가장 좋은 예방책이다.

목이버섯탕

◎ **음식재료** 흰색 목이버섯 10g, 검은 색 목이버섯 10g, 설탕 적당량.

◎ **만드는 법** ① 흰색 목이버섯과 검은 색 목이버섯을 끓는 물에 넣어
오래 담가 두었다가 깨끗이 씻어 말린다.
② 함께 그릇에 넣어, 물과 설탕을 적당량 솥에 넣어 대략
60분 정도 찐 뒤 꺼내어 따뜻하게 말린다.
③ 한 번에 또는 여러 번 나누어 복용하며, 목이버섯은 먹
고, 탕은 마신다.

◎ **적응증** 동맥경화, 고혈압, 안저출혈이 있는 사람이 먹으면 좋다.

 옥수수가루죽

◎ **음식재료** 옥수수가루, 멥쌀 각각 적당량.

◎ **만드는 법** ① 옥수수가루를 적당량의 냉수와 섞는다.
② 멥쌀죽을 끓인 후 옥수수가루를 넣고 함께 끓여 죽으로
만든다.
③ 아침과 저녁에 따뜻하게 복용할 수 있다.

◎ **적응증** 동맥경화, 심장 관상동맥 질환, 심근경색과 혈액순환 장애
등에 일정한 치료효과가 있으며, 또한 고지혈증에도 역시
효과가 있다.

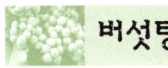 **버섯탕**

◉ **음식재료**　검은 색 목이버섯 10g, 느타리버섯 10g, 설탕 30g.

◉ **만드는 법**　① 목이버섯을 따뜻한 물에 담가 두었다가 꼭지를 떼고 찢어낸다.
　　　　　　② 느타리버섯도 따뜻한 물에 오래 담가 두었다가 씻는다.
　　　　　　③ 큰 그릇에 물을 적당히 붓고, 시루 위에 2종류의 버섯과 설탕을 넣고 대략 60분 정도 찐 다음 꺼내어 따뜻할 정도로 식힌다.
　　　　　　④ 2번에 걸쳐 나누어 먹는다.

◉ **적응증**　음기가 부족한 사람의 동맥경화, 고혈압, 안저출혈, 기침, 천식 등에 먹으면 좋다.

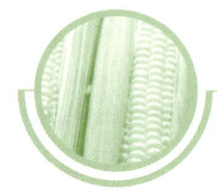

협심증, 관상동맥질환

협심증이란 심장을 이루는 근육에 혈액을 공급하는 관상동맥이 어떠한 원인으로 좁아져 정서적으로 흥분을 하거나 과식한 경우 혹은 운동을 한 후에 심장의 근육이 생활하는데 필요한 혈류가 부족해서 가슴(대개 흉골 밑부분)에 통증이 생기는 질환이다.

이 질환은 일반적으로 일정시간 동안 안정하면 심장의 근육에 부족한 혈액이 회복되어 증세가 곧 없어진다.

협심증은 심장근육으로 공급되는 혈액이 충분하지 못해서 생기는 것으로, 가장 흔한 원인은 관상동맥 질환이며 이밖에 빈혈, 갑상선질환, 심장판막질환이 있는 사람에게도 나타날 수 있다.

35세 이후의 중년 남성이나 폐경 이후의 여성들에게 많이 나타난다. 통증은 여러 가지 형태로 나타날 수 있다. 가슴 부위의 가벼운 통증에서부터 격렬한 통증이 올 수도 있고, 가슴이 답답하고, 눌리는 듯한 느낌이 나타나기도 하며 갑작스러운 호흡곤란, 소화불량이 있을 때와 유사한 가슴의 통증이 자주 발생하기도 하고, 목구멍이 막힐 것 같은 느낌, 그리고 가슴의 통증이 턱, 치아, 귓볼까지 퍼져 나타나기도 한다.

이 밖에 팔, 어깨, 팔꿈치, 손 등이 무겁고 감각이 무뎌지는 증상이 있는데 이러한 통증은 대개 왼쪽에 많이 나타나며 어깨뼈 사이에 통증이 있다. 휴식이나 니트로글리세린이라는 약을 혀 밑에 넣고 빨아서 삼키면 점차 가라앉기도 한다.

이 장에서 소개하는 음식은 스트레스가 많거나 몸이 약한 사람의 협심증에 효과를 볼 수 있는 음식이다.

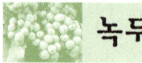 **녹두죽**

◉ **음식재료** 녹두 적당량, 멥쌀 100g.

◉ **만드는 법** ① 먼저 녹두를 씻은 후 따뜻한 물에 2시간 동안 담궈
둔다.
② 멥쌀과 함께 냄비 안에 넣고 물 1kg을 부어 콩이 문드
러지고 쌀이 익어 탕이 걸죽해질 때까지 끓인다.
③ 틈나는 대로 먹는다.

◉ **적응증** 동맥경화를 예방할 수 있고, 심장관상동맥질환, 식중독에
걸린 사람에게 먹이면 좋다.

◉ **주의사항** 비위가 약하고 몸이 차서 설사를 자주 하는 사람은 먹어서
는 안 된다. 일반적으로 겨울철에는 먹는 것이 마땅치 않다.

 부추죽

◉ **음식재료** 부추 10~15g(신선한 것은 30~60g), 파의 흰 밑뿌리 2
개, 밀가루 100~150g(또는 멥쌀 50~100g).

◉ **만드는 법** ① 먼저 부추와 파의 흰 밑뿌리를 씻어서 다듬는다.
② 찬물에 밀가루를 풀고 끓는 물에 넣어서 익힌다. 또는
멥쌀과 함께 넣고 끓여서 묽은 죽을 쑨다.
③ 끼니 때마다 나누어 여러 번 먹는다.

◉ **적응증** 심장의 관상동맥질환, 가슴이 뻐근하게 아플 때, 급만성
이질이나 장염이 있을 때 먹으면 좋다.

◉ **주의사항** 발열증상이 있을 때는 한의사와 상의한 다음 먹어야 한다.

여성에게 좋은 음식보약 8

여성의 몸은 자신의 건강 때문에도 중요하지만, 이후의 새로운 생명을 잉태하고 출산해야 하는 까닭에 결혼 후는 물론 결혼 전에도 각별히 조심해야 한다.

특히 임신과 출산을 전후해서 음식 또는 약물을 잘못 먹어서 자신은 물론 태아에게까지 심각한 영향을 끼치는 것은 안타까운 일이 아닐 수 없다. 임신 3개월까지는 되도록 약물을 복용하지 않는 것이 안전하고, 어쩔 수 없는 경우에는 반드시 전문가와 충분히 상의하여야 한다.

이 장에 소개된 음식들은 여성들이라면 한두 번쯤 고민해 봤을 법한 질환 또는 증상에 도움이 될 만한 것들이다. 적절하고 꾸준히 활용하여 부디 큰 효과를 얻게 되기 바란다.

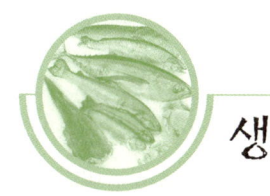

생리불순

생리불순은 월경불순이라고도 한다. 월경의 양과 주기가 정상적이지 않은 것인데 증세가 다양하며 그에 따라 짐작되는 병도 여러 가지이다. 양이 적은 과소월경, 양이 많은 과다월경, 주기가 긴 희발월경(稀發月經), 주기가 짧은 빈발월경(頻發月經), 지속일수가 짧은 과단월경(過短月經), 지속일수가 긴 과장월경(過長月經) 등이 있다. 또 배란이 보이지 않는 무배란성 월경, 배란이 있어도 주기가 불규칙한 것 등이 있으며, 이들은 내분비 이상에 기인하는 것이 많다. 또한 초경이 정상보다 빠른 것을 조발월경이라 하는데 난소, 부신, 뇌의 송과체 등의 이상이 원인이 된다. 이 장에서 제시한 음식은 모든 월경불순에 적용할 수 있다.

복숭아씨 오징어 달임

⊙ **음식재료** 복숭아씨 6g, 오징어 15g, 생강, 파, 소금 적당량.

⊙ **만드는 법** ① 오징어를 물에 넣어 뼈와 껍질을 버리고 깨끗이 씻어서
준비한다.
② 복숭아씨의 껍질을 버리고 깨끗이 씻는다.
③ 오징어와 복숭아씨를 냄비 안에 넣고 생강, 파, 소금,
물을 적당히 붓는다.
④ 냄비를 센 불 위에서 끓인 다음, 약한 불에서 졸이는데
오징어가 잘 익으면 된다.
⑤ 연속하여 복용해도 된다.

⊙ **적응증** 피가 부족한 경우, 생리양이 지나치게 적을 때 먹으면
좋다.

 ## 신선한 굴 데침

⊙ **음식재료** 신선한 굴 250g, 소금, 조미료 약간, 육수 적당량.

⊙ **만드는 법** ① 신선한 굴을 씻어서 준비한다
② 육수 끓인 것에 굴을 넣고 살짝 끓으면 소금과 조미료
를 약간 더한다.
③ 굴과 국물을 먹는다.
④ 끼니 때 여러 번 나누어 먹는다.

⊙ **적응증** 병을 오랫동안 앓아서 몸이 허약해졌을 때, 생리양이 지나
치게 많을 때, 자궁에서 피가 나올 때 먹으면 좋다.

두부설탕탕

◉ **음식재료** 두부 500g, 노란 설탕 30g.

◉ **만드는 법** ① 두부를 씻고 작은 덩어리로 자른 후 물을 적당히 부어
　　　　　　　서 끓인다.
　　　　　　　② 노란 설탕을 넣고 다시 끓인 후 냄비에서 꺼내어 식
　　　　　　　힌다.
　　　　　　　③ 두부를 먹고 탕을 마신다.

◉ **적응증** 부녀자들의 생리불순을 치료하는 데 좋다.

 목단꽃죽

◉ **음식재료** 목단꽃 말린 것 6g(신선한 것은 10~20g), 멥쌀 50g, 흰
　　　　　　　설탕 적당량.

◉ **만드는 법** ① 먼저 쌀을 끓여 죽을 쑤고 거품이 한두 번 날 때까지 기
　　　　　　　다린다.
　　　　　　　② 그 다음에 목단꽃을 넣고 다시 끓여 죽이 다 되면 흰 설
　　　　　　　탕을 고르게 넣는다.
　　　　　　　③ 나누어서 복용한다.

◉ **적응증** 부녀자의 생리불순, 생리통에 먹으면 좋다.

양고기생강당귀탕

◉ **음식재료** 양고기 500g, 당귀 15g, 생강 15g, 막걸리 15g.

◉ **만드는 법** ① 양고기의 근막을 제거하고, 끓는 물에 데쳐서 핏물을
          없앤 뒤, 씻고 잘라서 주사위 모양으로 만든다.
          ② 당귀와 생강을 씻은 뒤 잘라서 긴 조각으로 만든다.
          ③ 이상 3가지를 냄비에 넣어 물을 적당량 붓고, 끓인 후
          뜨는 거품을 걸어 버린다.
          ④ 다른 재료를 넣고, 약한 불로 양고기가 익을 때까지 끓
          인다.
          ⑤ 생강과 당귀를 골라 버린 후, 따뜻하게 식힌다.
          ⑥ 고기는 먹고 탕은 마신다.

◉ **적응증** 뱃속이 차서 아플 때, 부녀자가 출산 후에 몸이 허약하고 차
          서 배가 아플 때, 생리통이 있을 때 보조치료로 이용한다.

 ## 홍화찹쌀죽

◉ **음식재료** 홍화 10g, 당귀 10g, 단삼 15g, 찹쌀 100g.

◉ **만드는 법** ① 먼저 위의 모든 약을 끓여 찌꺼기를 버리고 국물을
          낸다.
          ② 이 국물에 찹쌀을 넣고 끓여 죽을 쑨다.
          ③ 빈속에 먹는다.

◉ **적응증** 피가 부족하거나 어혈이 뭉쳐서 생리불순이 있을 때 먹으
          면 좋다.

216

둥글레 돼지다리 구이

▷ **음식재료**   둥글레 9g, 당삼 6g, 붉은 대추 5개, 돼지다리 750g, 생강 15g.

▷ **만드는 법**   ① 돼지다리의 털을 제거한 다음 씻는다.
② 둥글레와 당삼을 얇게 썰어 천에 잘 싼다.
③ 말린 대추를 씻고 생강을 썬다.
④ 돼지다리를 약과 동일한 양으로 천에 싸서 냄비에 넣는다.
⑤ ④에 적당한 양의 물을 넣고 강한 불로 끓인다.
⑥ 끓으면서 위에 뜨는 부분은 버린다.
⑦ 약한 불로 국물을 조리고 돼지다리가 으스러질 정도로 부드럽게 만든다.
⑧ 냄비에서 약보자기를 꺼내 버리고 나머지 부분을 접시에 내놓는다.
⑨ 반찬을 곁들여 먹어도 된다.

▷ **적응증**   생리가 불규칙할 때, 구토, 설사할 때 먹으면 좋다.

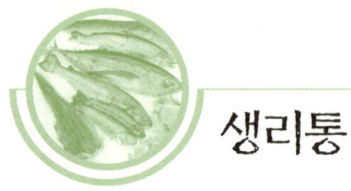 생리통

얼마 전 고등학교 1학년 여학생이 부모님과 함께 찾아왔다. 평소 식욕이 없어 음식도 많이 먹지 못하고 손발과 아랫배가 찬 학생으로 얼굴이 창백하고 여드름이 많이 났고 피부가 다소 거칠었다. 이 학생이 병원을 찾은 것은 다름아닌 '생리통' 때문이었다. 생리통이 얼마나 심한지 생리가 시작될 즈음이면 제대로 걷지도 못할 정도로 복통을 호소한다고 함께 온 부모님이 안타까워했다. 많은 여성들이 공감하는 이야기일 것이다.

여성의 건강을 살피는데 있어서 생리는 중요한 지표가 된다. 생리혈의 빛깔에서부터 양의 많고 적음, 생리를 할 때 동반되는 생리통의 정도 등이 모두 여성의 건강상태를 말해준다.

특히 생리와 관련된 것 중에서 흔히 생리통이라고 하는 월경전 증후군이라는 것이 있는데 많은 여성들이 정도의 차이는 있지만 생리를 할 경우 이 월경전 증후군, 즉 생리통으로 인해 고통스러워한다. 이것의 두드러진 증상으로는 복통, 요통, 사지부종, 수면장애, 감정 불안 등이 있다. 보통 월경이 시작되기 일주일 전쯤 나타났다가 월경이 시작되면서 사라지는 경우가 대부분이다. 원인은 여러가지가 있으나 몸 속의 호르몬대사와 가장 밀접한 연관이 있다.

월경전 증후군 가운데 특히 어느 부위가 아픈 것은 그 부위의 혈액순환에 장애가 발생하기 때문이다. 한방에서는 그것을 어혈이라고 하는데 혈액이 정상적으로 순환하지 못하고 다른 곳보다 느리기 때문에 통증이 일어나는 것이다.

생리통이 심한 여성들은 임신이 잘 되지 않거나 임신 중에 유산이 잘 되는 경우가 많으며 출산을 해도 태아가 튼튼하지 않은 경우를 볼 수 있다. 생리통은 별다른 치료 없이 결혼이나 출산 후에 이런 증상이 저절로 좋아지기도 하지만 생리통이 유난히 심한 사람은 결혼 전에 미리미리 치료하는 것이 좋다.

생리통이 심한 경우에는 전체적으로 혈액의 순환을 좋게 하면서 아픈 특정부위를 따뜻하게 해주는 방법으로 치료를 한다. 이렇게 해서 한 번 치료가 되면 그러한 증상이 재발하지 않으니, 비교적 치료 효과가 뛰어난 방법이라고 할 수 있다.

침 치료법도 효과가 좋은 걸로 꼽히는 치료법 중의 하나이다. 이 방법은 침으로 자궁과 관련된 부위를 약하게 자극하는 것으로 꾸준하고 지속적으로 치료해야 한다.

생리통이 심할 때는 우선 충분하게 영양을 섭취하고 불필요한 약은 먹지 않는 것이 좋다. 우리 주위에서 자주 사용되는 방법으로는 육모초(育母草 익모초라고도 한다.)를 달여서 먹는 것이 효과가 있다. 그렇지만 체질을 고려하지 않고 무조건 먹는 것은 오히려 나쁠 수가 있으니 잘 살피고 먹을 일이다. 체질적으로는 소양인과 소음인 체질이 생리통을 호소하는 경우가 많다.

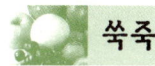 **쑥죽**

◉ **음식재료** 마른 쑥 15g, 찹쌀 50g, 노란 설탕 적당량.

◉ **만드는 법** ① 쑥을 달여서 찌꺼기를 버리고 진한 국물을 낸다.
② 그 국물에 찹쌀, 노란 설탕을 함께 넣고 끓여서 진한 죽을 쑨다.
③ 생리 후 사흘째 되는 날에 1번 복용하고, 생리 예정일 사흘 전 아침에 따뜻하게 데워서 먹는다.

◉ **적응증** 부녀자들의 몸이 차서 오는 생리통, 생리불순, 아랫배가 차고 아플 때 먹으면 좋다. 소음인 체질에게 적합하다.

◉ **주의사항** 음기가 부족하면서 피가 뜨거운 사람은 먹지 말아야 한다. 주로 태음인과 소양인 가운데 열이 많은 사람은 피하는 것이 바람직하다.

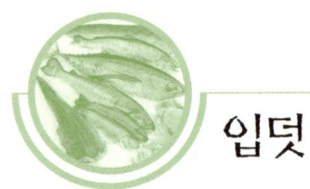

입덧

입 덧은 임신한지 60일 정도가 되면 나타나는데 가장 대표적인 임신 증세이면서 대부분의 임산부를 가장 힘들게 하는 것이기도 하다.

일반적인 현상으로는 음식을 심하게 가리면서 음식냄새를 맡지 못하고, 짜고 신 음식을 좋아하며, 평소에 먹지 않던 음식을 갑자기 먹고 싶어하는 것을 들 수 있다.

아울러 팔다리가 무겁고 나른하며, 움직이기 싫어하고 머리가 어지럽고, 심한 경우에는 정신이 멍하고, 위산을 올리며 힘이 없어서 일어나지를 못한다.

또한 구역질이 잦고, 토하기도 하고, 머리가 어지럽고, 몸에 힘이 쑥 빠지는 경우도 많다. 이 상태는 대부분 약 1~2개월 지속되지만 심한 경우에는 분만 때까지 가기도 한다.

　옛 어른들은 임산부가 먹고 싶어하는 것은 바로 태아가 원하는 것이고, 입덧이 생기는 것은 임신 중에 주의해야 할 일을 미리 조심시키기 위한 것이라고 하였다.

　입덧이 시작된지 3~4개월이 지나도 토하고, 구역질이 계속 되면 이 장에 소개한 음식을 만들어 먹으면 한결 좋아진다. 임산부의 몸에도 좋은 것은 물론 태아의 건강에도 아주 좋은 음식들이다.

갈대뿌리죽

▷ **음식재료** 신선한 갈대뿌리 100~150g, 죽여 15~20g, 찹쌀 100g,
생강 2쪽.

▷ **만드는 법** ① 신선한 갈대뿌리를 씻어서 작은 조각으로 자른 다음 죽
여와 함께 달여서 국물을 내고 찌꺼기를 버린다.
② 그 물에 찹쌀을 넣고 끓여서 죽을 쑨다.
③ 죽이 익으려 할 때 생강을 넣고 푹 끓이면 다 된 것이
다.(죽이 지나치게 진하지 않아야 한다.)
④ 여러 번 나누어 끼니 때마다 먹는다.

▷ **적응증** 입덧할 때, 고열이 나서 입이 마를 때, 가슴 속이 답답할
때, 위에 열이 많아서 토하거나 구역질이 그치지 않을 때
먹으면 좋다. 소양인이나 태양인에게 적합하다.

▷ **주의사항** 몸이 찬 사람이 토하거나, 폐가 찬 사람이 기침할 때 먹으
면 오히려 나쁠 수도 있다.

 양고기수제비

▷ **음식재료** 양고기 200g, 밀가루 반 되.

▷ **만드는 법** ① 양고기로 곰국을 만든다.
② 밀가루를 반죽해서 곰국에 수제비를 만들어 넣어서 수
제비를 끓인다.
③ 수제비가 익을 때쯤 생강을 넣어서 완성한다.
④ 식으면 매일 빈 속에 먹는다.

▷ **적응증** 임신 초기의 구역질과 소화 불량, 전신 피로, 두통, 오한
등을 비롯한 여러 가지 증세를 치료하는 데 효과적이다.

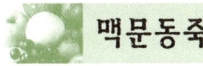 ## 맥문동죽

◉ **음식재료** 신선한 맥문동 국물 50g, 신선한 생지황 국물 50g, 생강,
율무 각 15g, 멥쌀 50~100g.

◉ **만드는 법** ① 먼저 율무, 멥쌀, 생강을 끓여서 익힌다.
② 여기에 다시 맥문동과 생지황 국물을 함께 넣고 끓여
멀겋게 죽을 쑨다.
③ 나누어서 여러 번 먹는다.

◉ **적응증** 입덧, 구토, 밥맛이 없을 때 먹으면 좋다.

 ## 귤죽여 음료

◉ **음식재료** 귤껍질 30g, 죽여 30g, 곶감 30g, 생강 3g, 흰 설탕 100g.

◉ **만드는 법** ① 귤껍질을 씻어서 얇게 썬다.
② 죽여와 생강은 씻어두고, 곶감은 씻은 뒤 자른다.
③ 위의 4가지 재료를 냄비에 넣고 물 1000cc를 부어서 약
20분 동안 끓인다.
④ 찌꺼기를 버리고 물을 더해 한 번 더 끓인다.
⑤ 먼저 끓인 물과 나중에 다시 끓인 물을 더하고 다시 한
번 여과하고, 흰 설탕을 넣어서 잘 섞는다.
⑥ 매번 200~250cc씩 복용하며, 두 번에 나누어 마신다.

◉ **적응증** 입덧으로 토할 때는 물론, 복부 수술 후의 구토, 구역질이
날 때 먹으면 한결 증세가 나아진다.

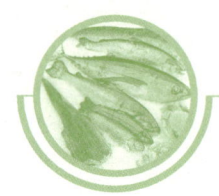

임신 중 하혈

임신한 여성이 복통과 함께 하혈을 하는 것은 태기불안(胎氣不安), 즉 태아가 불안한 상태임을 의미한다. 이때의 하혈은 자궁에서 피가 나는 것인데, 이런 증상을 태루(胎漏)라고 한다.

태루의 원인으로는 임산부의 기운이 약할 때 열이 오르거나, 임신 중 성생활을 지나치게 무리하게 한 경우, 임산부가 배에 충격을 받은 경우, 너무 뜨거운 성질의 음식이나 약을 먹었을 경우 등을 꼽을 수 있다.

태루와 함께 아랫배까지 많이 아픈 것은 '태동(胎動)'이라고 하는데 태루 증세도 위험하지만 태동은 더욱 위험하다.

이런 증상은 잘못하면 유산될 가능성이 높으므로 절대 안정을 취하고 매사에 조심해야 한다.

장거리 여행을 삼가하거나 무거운 것을 들지 않는 등 일반적인 임산부가 조심하는 것 등에 더 신경을 써야하고 임산부가 심리적으로 불안해 하지 않도록 가족들의 세심한 배려와 주의가 필요하다.

이런 경우 태아를 안전하게 하는 안태법(安胎法), 태아와 태반을 자궁 내에 견고히 하는 고태법(固胎法) 등 한방 치료를 병행하면 산모와 태아의 건강에 모두 좋다. 이 장에 소개하는 다음의 음식들은 산모와 태아의 건강을 보호해 주는 음식들이다.

막걸리 달걀노른자위 수프

◉ **음식재료** 달걀 5개, 막걸리 50ml.

◉ **만드는 법** ① 달걀의 흰자위를 버리고, 노른자위를 골라서 막걸리에
적당량의 물을 더하고 고르게 섞는다.
② 60분 동안 익힌 다음 따뜻하게 식힌다.
③ 한꺼번에 먹거나 또는 여러 번 나누어 먹는다.

◉ **적응증** 자연유산이 자주 일어나거나 또는 임신 중에 피가 비칠 때
사용하면 좋다.

 ## 잉어탕

◉ **음식재료** 잉어 1마리, 파 흰 밑 1줌.

◉ **만드는 법** ① 먼저 잉어의 내장과 비늘을 버린다.
② 물 3000cc에 잉어를 넣고 끓인다.
③ 살이 무를 때까지 고아서 파를 넣고 한 번 더 끓인다.
④ 식으면 매일 빈속에 먹는다.

◉ **적응증** 임신 중 피가 비치면서 아랫배가 아프고, 장부에 열이 몰
려서 토하면서 먹은 것이 내려가지 않고 가슴이 답답할 때
에 먹으면 효과를 볼 수 있다.

찹쌀아교죽

● **음식재료** 찹쌀 3홉, 아교 20g.

● **만드는 법** ① 아교를 태워서 가루를 낸다.
② 찹쌀로 죽을 쑨다.
③ 죽이 끓어오를 무렵에 태워서 가루를 낸 아교를 넣고
고루 섞는다.
④ 식혀서 매일 빈속에 먹는다.

● **적응증** 임신 초기에 피가 비치면서 아랫배가 아플 때 먹으면 낫
는다.

 붉은닭수제비

● **음식재료** 붉은 수탉 1마리, 밀가루 반 되, 생강 조금.

● **만드는 법** ① 닭을 잡아서 고기만 넣고 곰국을 만든다.
② 밀가루를 반죽해서 곰국에 수제비를 만들어 넣어서 수
제비를 끓인다.
③ 수제비가 익을 때쯤 생강을 넣는다.
④ 식으면 매일 빈속에 먹는다.

● **적응증** 자궁을 보하는 효과가 있으며 임신 초기에 아래로 피가 비
치고 가슴이 답답하고 입이 마르는 것을 치료한다.

지황죽

● **음식재료**　지황즙 3홉, 찹쌀 3홉.

● **만드는 법**　① 먼저 찹쌀로 죽을 쑨다.
　　　　　　　② 죽이 끓어오르면 지황즙을 넣고 골고루 젓는다.
　　　　　　　③ 식으면 매일 빈속에 먹는다. 술을 마실 줄 아는 사람은
　　　　　　　　 죽을 먹고 나서 술을 한 잔 정도 마신다.

● **적응증**　임신 초기의 하혈에 효과적이다.

 연 잎사귀 달임

● **음식재료**　신선한 연 잎사귀 2장, 노란 설탕 50g.

● **만드는 법**　① 연 잎사귀를 씻은 다음 잘라서 실처럼 만든다.
　　　　　　　② ①에 노란 설탕을 넣은 다음 적당한 양의 물을 넣고 5
　　　　　　　　 분 정도 끓인다.
　　　　　　　③ 찌꺼기를 제거한 국물을 따뜻할 정도로 식힌다.
　　　　　　　④ 2번에 나누어 마신다.

● **적응증**　임신 초기의 하혈에 효과적이다.

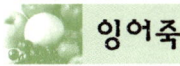 **잉어죽**

● **음식재료**   살아있는 잉어 1마리(약 500g), 모시풀뿌리 20~30g, 찹쌀 50g, 파의 흰 밑뿌리, 생강, 기름, 소금 각각 적당량.

● **만드는 법**   ① 잉어의 비늘과 내장을 버리고 깨끗이 씻어 조각낸 뒤 끓인다.

                ② 모시풀뿌리에 물 200g을 붓고 100g이 될 때까지 끓이고, 찌꺼기를 버리고 국물을 내서 잉어탕에 넣는다.

                ③ 찹쌀과 파의 흰 밑뿌리, 기름, 소금을 각각 적당히 넣고 끓여 멀건 죽을 쑨다.

                ④ 아침, 저녁으로 뜨겁게 데워서 먹는다.

● **적응증**   임신 중에 아랫배가 아플 때, 피가 비칠 때, 몸이 부을 때 먹으면 좋다.

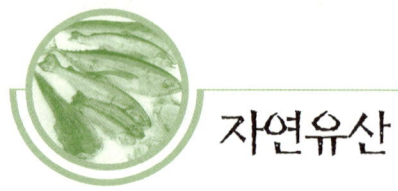

자연유산

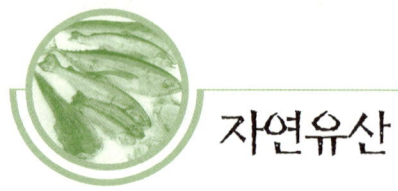요즘의 여성들은 옛 어머니들에 비해 키와 골격은 커졌지만 운동과 노동에 익숙하지 않아 몸이 튼튼하지 못한 경우가 많다. 때문에 결혼 후의 급격한 환경의 변화와 심리적인 스트레스를 이겨내지 못해 초산의 경우 유산되는 확률이 점점 더 높아지고 있다. 더욱 염려스러운 현상은 초산이 유산될 경우 이후에 습관성 유산으로 발전하는 확률 역시 점점 더 높아지고 있다는 것이다.

임신을 한 경우에는 되도록 몸을 많이 움직이거나 차를 오래 타는 등 몸에 피로를 줄 수 있는 행동은 가급적 조심해야 한다. 또한 무거운 것을 들거나 오래 서 있는 것도 피해야 한다. 주위 가족들은 임산부에게 충격을 주거나 화를 내는 일이 없도록 세심하게 배려해 주는 일도 필요하다. 특히 평소에 손발과 아랫배가 차고 생리

불순과 생리통이 심했던 여성, 허리에 통증이 있고, 소변을 자주 보며, 신경이 예민한 여성들은 특히 유산할 확률이 높으니 본인이나 가족들 모두 미리 조심하는 것이 좋다.

조심을 했음에도 불구하고 안타깝게 유산을 했을 경우에는 출산을 한 것과 마찬가지로 세심하게 몸조리를 하고, 몸이 완전히 회복되기 전에 다시 아이를 갖는 일이 없도록 해야 한다.

자연유산을 했을 경우 이 장에 제시한 음식들을 먹으면 기력이 회복되는 데 큰 도움을 얻을 수 있다.

물고기국

● **음식재료** 잉어나 숭어 1kg, 찹쌀 반 되.

● **만드는 법** ① 잉어나 숭어의 비늘과 내장을 버린 다음에 찹쌀을 넣고
곰국을 끓인다.
② 물고기의 살이 다 흩어질 때까지 고아서 소금으로 간을
한다.
③ 파, 식초, 콩은 넣지 않는다.
④ 식으면 매일 빈속에 먹는다. 임산부는 임신 3개월까지
는 한 달에 한 번씩 먹는 것이 좋다.

● **적응증** 유산 후 몸의 회복은 물론, 습관성 유산에도 좋다. 뿐만 아
니라 임산부와 태아를 편안하게 만들어주는 효과도 있다.

 하수오좁쌀죽

● **음식재료** 하수오 30g, 달걀 2개, 좁쌀 50g, 흰 설탕 적당량.

● **만드는 법** ① 하수오를 천으로 된 주머니에 넣고 싸맨다.
② 좁쌀과 함께 죽을 쑨다.
③ 죽이 익기 전에 하수오 주머니를 빼고 달걀의 흰자위를
깨서 넣는다.
④ 흰 설탕을 조금 넣은 뒤 잘 섞어 푹 익힌다.
⑤ 빈속에 나누어 여러 번 먹는다.

● **적응증** 자주 유산할 때, 기운이 부족할 때 먹으면 효과를 볼 수
있다.

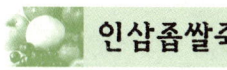 **인삼좁쌀죽**

◉ **음식재료** 인삼 30g, 승마 10g, 좁쌀 50g.

◉ **만드는 법** ① 먼저 인삼과 승마를 끓인 다음 찌꺼기를 버린다.
② 다음에 쌀을 넣고 끓여 죽을 쑨다.
③ 끼니 때마다 나누어 여러 번 먹는다.

◉ **적응증** 유산을 자주 할 때, 자궁하수가 있을 때, 기운이 약해서 숨
이 찰 때 먹으면 좋다.

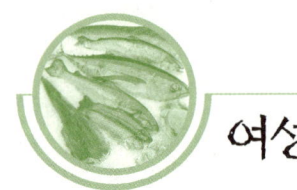

여성의 부종

몸이 붓는 이유는 여러 가지가 있다. 신장이나, 간, 심장이 제 기능을 다하지 못하거나 부신피질기능항진증이나 갑상선기능저하증이 있으면 몸이 부을 수 있다. 그렇지만 이런 경우 몸이 붓는 것은 병세가 심해졌을 때 나타나는 증세로서, 몸이 붓는 것과 아울러 다른 증상이 함께 나타나므로 단지 몸만 부은 걸로는 신장, 간, 심장의 이상을 염려하지 않아도 된다.

오래 서있거나 앉아있을 때 또는 오래 걸어다닌 뒤에는 몸에 아무런 이상이 없어도 아랫도리가 붓기 마련이다. 피와 림프액이 다리로 몰려 붓는 것이다. 또한 잠이 부족하거나 반대로 많이 잔 경우, 또는 자기 전에 음식이나 물을 먹고 자거나, 저녁을 짜게 먹은 뒤에도 아침에 일어나면 몸이 부어 있는 경우가 종종 있다.

특히, 여성들은 여성호르몬의 영향으로 몸이 부었다 빠지기를 반복하는 경우가 자주 있다. 여성호르몬은 몸을 약간 붓게 하는 성질이 있는데 대개는 월경이 시작되기 직전에 몸이 좀더 심하게 붓고 월경이 시작되면서 부기가 빠진다. 심한 사람은 생리 전, 후의 체중이 2~3kg 차이가 나기도 한다.

특별한 병이 없는데 자주 몸이 부어서 염려가 되는 사람은 이런 점에 주의하면 효과를 볼 수 있다.

우선 소금을 적게 먹는 것이 가장 중요하다. 음식을 싱겁게 먹는 것만으로도 부기를 상당히 줄일 수 있는데, 특히 저녁에 짜게 먹는 것은 피해야 하고 생리가 시작되기 전에 심하게 붓는 분들은 생리가 시작될 무렵에는 소금의 섭취를 줄이는 것이 좋다.

또한 저녁 늦게 음식을 먹는 것을 피해야 한다. 가급적 잠자리에 들기 전 4시간 동안은 음식을 먹지 않는 것이 좋다.

오후에 다리가 부어서 걱정이라면 가끔 다리를 높게 올려주는 것이 좋다. 누울 수 있으면 다리를 높게 하고 눕는 것도 좋고, 그것이 여의치 않다면 다리를 쭉 펴고 앉아있거나 가끔씩 체조하듯 다리를 스트레칭하거나 움직여 주는 것이 좋다.

여성분들은 부은 것이 살이 된다고 걱정하는 경우가 많다. 부은 것이 살이 된다고 느낀다면 그것은 실제로 살이 찌고 있는 것이므로 먹는 양을 줄이고 꾸준히 운동을 해야 한다.

몸이 붓는 것을 막는다며 이뇨제를 사용하는 것은 심각한 부작용을 일으킬 수 있으므로 함부로 먹어서는 안 된다.

잉어탕

◉ **음식재료** 잉어 1kg, 천초 15g, 고수, 필발, 생강, 파, 술 조미료 적
                당량.

◉ **만드는 법** ① 잉어의 비늘 아가미 내장을 제거한 다음 깨끗이 씻어
                3cm 두께로 자른다.

                ② 파 썬 것, 생강 조각, 필발 등을 잉어와 같이 솥에 넣고
                물을 적당히 부어 센 불에 끓인 다음 약한 불로 40분 정
                도 끓이면 완성된다.

                ③ 아침, 저녁으로 국물을 마신다.

◉ **적응증** 여러 가지 종류의 부종에 먹으면 좋다.

 늙은 호박죽

◉ **음식재료** 늙은 호박 1/2 개, 꿀 300g.

◉ **만드는 법** ① 호박의 껍질을 벗긴 뒤 5cm×5cm 크기로 자른다.

                ② 물을 2000cc 정도 붓고 끓인다.

                ③ 호박이 물컹해져 단단한 것이 사라지면 주걱으로 으그
                러뜨린다.

                ④ 죽이 식으면 입맛에 맞게 꿀을 타서 매일 빈속에 먹
                는다.

                ⑤ 뚱뚱한 사람은 꿀을 넣지 않고 먹는다.

◉ **적응증** 평상시 몸이 부었을 때, 출산 후 몸이 붓고 입맛이 없을 때
                먹으면 낫는다. 태음인 체질에 가장 효과적이다.

황기 잉어 구이

● **음식재료** 황기 10g, 당삼 6g, 살아있는 잉어 1마리, 물에 데친 표고
버섯 15g, 겨울 죽순 자른 것 15g, 백설탕, 조미용 술, 소
금, 간장, 파, 마늘, 조미료, 순두부, 생강즙 적당량, 땅콩
기름 500g, 돼지기름 20g.

● **만드는 법** ① 잉어의 아가미, 지느러미, 비늘을 버리고 배를 갈라 내
장을 떼어낸 다음 씻어서 물기를 없앤다.
② 잉어 몸통의 양쪽 면을 십자(十字)로 비스듬히 자른다.
③ 물에 데친 표고버섯을 자르고, 당삼, 황기 등을 씻어서
조각 낸다.
④ 생강, 파, 마늘 등을 채로 썰어 놓는다.
⑤ 냄비에 땅콩기름을 두른 다음 가열하고, 잉어를 넣고
누런 색이 될 때까지 튀긴 다음 꺼내서 기름기가 빠져
나가도록 둔다.
⑥ 냄비 안에 돼지기름, 백설탕을 넣고 대추가 붉은 색이
될 때까지 가열한 다음 끓는 물을 넣는다.
⑦ 그리고 나서 튀겨두었던 잉어, 당삼 조각, 황기 조각을
넣고 강한 불로 가열한 다음, 은은한 불에 얹어 놓고 탕
국물이 농축이 되어 잉어에 밸 정도쯤에 잉어를 건져내
기름받이 위에 놓고 당삼이나 황기 조각을 버린다.
⑧ 죽순 조각, 표고버섯을 탕에 넣고 조미료를 고르게 뿌
린다.
⑨ 물이 끓으면 위에 뜬 거품을 떠내고, 순두부, 돼지기름
을 잉어 위에 뿌리면 된다.
⑩ 반찬을 곁들여 먹어도 된다.

● **적응증** 몸이 부었을 때, 기운이 치밀어 올라 심하게 기침할 때 먹
으면 좋다.

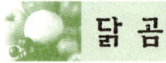 **닭 곰국**

◉ **음식재료**　수탉 1마리, 뽕나무 뿌리껍질, 황기, 생강 각 40g.

◉ **만드는 법**　① 먼저 닭의 머리, 발, 털, 내장을 버리는 등 깨끗이 손
　　　　　　　　　질을 한다.
　　　　　　　② 손질한 닭을 씻어서 피를 뺀다.
　　　　　　　③ 끓는 물에 몇 번 다시 씻어서 비린내를 없앤다.
　　　　　　　④ 닭고기를 충분히 익을 때까지 삶는다.
　　　　　　　⑤ 살이 익으면 고기는 꺼내서 버린다.
　　　　　　　⑥ 닭고기를 꺼낸 물에 준비한 약재를 넣고 파, 식초, 마
　　　　　　　　늘 등으로 양념을 한다.
　　　　　　　⑦ 따뜻한 상태에서 아무 때나 여러 번 먹는다.

◉ **적응증**　　임신 중 팔다리가 붓고, 숨이 차며, 구역질을 하고 음식이
　　　　　　　잘 내려가지 않을 때 먹으면 좋다.

황기 농어곰

● **음식재료**　황기 50g, 농어 500g, 생강, 파, 식초, 소금, 조미용 술 등
　　　　　　적당량.

● **만드는 법**　① 농어의 비늘과 아가미 및 내장을 손질하여 버린 뒤 깨
　　　　　　　끗이 씻는다.
　　　　　　② 황기를 얇게 썰어 흰 천 주머니 안에 넣고 묶는다.
　　　　　　③ 고기와 황기를 냄비 안에 함께 넣고, 파, 생강, 식초,
　　　　　　　소금, 조미용 술과 적당한 양의 물을 붓는다.
　　　　　　④ 냄비를 센 불 위에서 끓인 다음, 약한 불에서 익을 때
　　　　　　　까지 졸인다.
　　　　　　⑤ 먹을 때 조미료를 넣는다.
　　　　　　⑥ 반찬을 곁들여 먹어도 된다.

● **적응증**　　몸이 부을 때, 임신 중에 피가 비칠 때, 어린애들의 소화불
　　　　　　량, 수술 후에 상처가 잘 아물지 않는 사람이 먹으면 좋다.

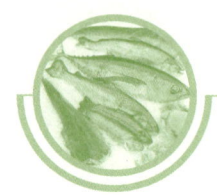

모유 부족

모유가 충분하면 신생아는 젖을 먹고 난 다음 약 1~2시간 깊이 자고, 체중도 순조롭게 늘어나지만 젖이 부족한 경우에는 젖 먹이는 시간도 오래 걸리고, 젖을 먹여도 신생아는 포만감을 느끼지 못한다. 또 3시간마다 젖을 먹일 수 없는 데다가, 젖을 먹인 후에도 아이가 잠이 얕아서 곧 울기 시작하고, 별다른 원인이 없는데도 체중이 계속 줄어든다.

젖이 분비되는 데에는 정상적인 내분비 환경이 필요하다. 임신과 출산을 정상적으로 한 경우 대부분 필요한 만큼의 젖이 잘 나온다. 젖이 부족한 경우는 대부분 부적절한 수유방법이나 수유에 대한 노력부족이 원인으로 꼽히고 있으므로 충분한 모유의 양을 유지하기 위해서는, 임신 중이나 산욕기의 적절한 지도와 산모의 노력이 필요하다.

수유기 중에는 과로나 정신적 스트레스를 피하고 충분한 수면과 휴양을 취해야 하며, 2800칼로리 이상의 균형 잡힌 영양을 취하고, 인공영양에 의존하는 일은 피하는 것이 좋다. 또한 조기 수유, 유방마사지 등도 모유를 원활하게 나오게 하는 좋은 방법이다.

이 장에 제시한 음식들은 젖이 잘 나오지 않는 산모에게 좋은 음식들이므로 꾸준히 먹으면 좋은 효과를 볼 수 있다.

연어좁쌀죽

● **음식재료**　살아있는 연어 1마리, 수세미 10g, 좁쌀 100g.

● **만드는 법**　① 먼저 좁쌀을 삶는다.
　　　　　　　② 물이 끓으면 비늘과 내장을 제거한 연어와 수세미를
　　　　　　　　그릇에 넣고 재차 삶는다.
　　　　　　　③ 공복에 고기를 먹고 죽을 마신다.

● **적응증**　출산 후에 젖이 부족할 때 효과적이다.

 돼지족발죽

● **음식재료**　암돼지 족발 1쌍, 목통, 루로 각 40g, 멥쌀 반 홉.

● **만드는 법**　① 돼지족발을 4시간 정도 고아서 뼈를 건져낸다.
　　　　　　　② 그 물에 목통과 루로를 넣고 30분간 끓인다.
　　　　　　　③ 쌀을 넣고 죽을 끓인다.
　　　　　　　④ 죽이 다 되면 간장과 파 등을 넣고 양념을 하여 빈속에
　　　　　　　　먹는다.

● **적응증**　몸 푼 뒤에 젖이 나오지 않을 때에 먹으면 좋다. 소양인 체
　　　　　질에 가장 효과적이다.

244

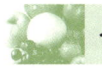 **붕어탕**

◉ **음식재료**   큰 붕어 1마리, 통초 3g.

◉ **만드는 법**   ① 붕어의 비늘과 아가미, 내장을 제거하고 깨끗이 씻은
　　　　　　　　　　뒤 그릇에 적당량의 물과 함께 넣는다.
　　　　　　　　② 통초를 씻어서 넣고 같이 끓인다.
　　　　　　　　③ 붕어를 쪄서 탕을 만든다.
　　　　　　　　④ 통초를 꺼내고 따뜻하게 식힌다.
　　　　　　　　⑤ 붕어고기는 먹고 탕은 마신다.

◉ **적응증**   위가 약해서 소화가 잘 되지 않는 산모가 젖이 부족할 때
　　　　　　　먹으면 좋다.

 상추씨앗죽

◉ **음식재료**   상추씨앗 10~15g, 생감초 3~5g, 찹쌀이나 멥쌀 100g.

◉ **만드는 법**   ① 먼저 상추씨앗을 가루로 만든다.
　　　　　　　　② 감초와 함께 끓여 죽으로 만들고 찌꺼기를 제거한다.
　　　　　　　　③ 쌀을 넣고 끓여 묽은 죽으로 만든다.
　　　　　　　　④ 나누어서 끼니 때마다 복용한다.

◉ **적응증**   출산 후에 신체가 허약해서 젖이 적거나 젖이 나오지 않을
　　　　　　　때 복용한다.

가물치 계란 흰자위 수프

▶ **음식재료** 가물치 500g짜리 1마리, 계란 흰자위 2개.

▶ **만드는 법** ① 내장을 제거한 가물치를 씻은 다음 물을 적당하게 붓고
　　　　　　　　달여서 탕을 만든다.
　　　　　　　② 매번 한 그릇씩 떠서 끓이는데 계란 2개를 넣고 익힌
　　　　　　　　다음, 소금, 생강, 파, 조미료를 가해 완성한다.
　　　　　　　③ 따뜻하게 식혀서 먹는다.

▶ **적응증** 임산부의 젖이 적을 때 먹으면 좋다.

 돼지족발 수프

▶ **음식재료** 돼지 족발 2쌍, 통초 5g.

▶ **만드는 법** ① 돼지 족발을 자르고 깨끗하게 씻는다.
　　　　　　　② 통초를 잘게 자르고, 돼지 족발과 함께 그릇에 넣는다.
　　　　　　　③ 물 적당량을 붓고, 약한 불로 4시간 정도 푹 곤다.
　　　　　　　④ 적당량의 소금이나, 파, 생강 등을 넣는다,
　　　　　　　⑤ 따뜻할 정도로 식힌다.
　　　　　　　⑥ 끼니 때마다 양에 맞춰 고기를 먹고 탕을 마신다.

▶ **적응증** 산모가 몸이 약해서 젖이 적게 나올 때 먹으면 좋다.

원추리 돼지족발 곰

● **음식재료** 원추리 잎사귀 50g, 콩 200g, 돼지족발 1쌍, 생강, 소금, 파의 흰 밑, 조리용 술, 조미료 적당량.

● **만드는 법** ① 원추리 잎사귀를 물에 데쳐 깨끗이 씻는다.
② 콩은 잡티나 먼지를 버린다.
③ 돼지족발은 털을 버리고 씻어서 솥에 넣은 다음, 파의 흰 밑, 생강, 소금, 조리용 술, 끓는 물을 적당히 붓는다.
④ 솥을 강한 불 위에 놓고서 끓이다가, 다시 약한 불로 4시간 졸이면 된다.
⑤ 복용할 때는 조미료를 약간 더한다.
⑥ 여러 번 나누어서 먹는다.

● **적응증** 출산 후에 젖이 부족할 때, 몸이 허약할 때 먹으면 좋다.

 ## 땅콩 돼지족발 곰

● **음식재료** 돼지족발 2쪽, 땅콩 200g, 소금 적당량.

● **만드는 법** ① 돼지족발을 씻고, 칼로 마디를 잘라낸 뒤 냄비에 넣는다.
② 땅콩과 소금을 약간 넣고, 물을 부은 다음 약한 불로 고아서 흐물흐물하게 익힌다.
③ 뼈가 잘 빠져 나오면 다 된 것이다.
④ 끼니 때마다 나눠먹든지 혹은 연이어 먹어도 좋다.
⑤ 고기는 먹고 국물은 마신다.

● **적응증** 젖이 적은 임산부가 먹으면 좋다.

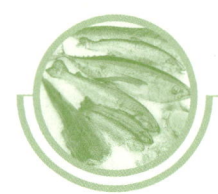

냉, 대하

냉 이나 대하증(帶下症)은 여성의 질에서 하얀 색의 물질이 나오는 증상으로서 여러가지 염증성 질병, 악성 종양, 이물질의 오염, 당뇨병, 혈액순환기 등의 질병에 동반되는 증상 가운데 하나이기도 하다. 한의학 고전인 《내경(內經)》에 따르면 '임맥(任脈)에서 발생하는 병이 여자에게는 대하(帶下)가 된다'고 하였다.

대부분은 별다른 이상없이 아랫배나 자궁이 차서 오는 경우가 많아 '냉'이라고 불린다.

대하 색에 따라서 그 병의 원인을 나누기도 하는데 다분히 이론적이다. 간기(肝氣)가 상하면 백대하가 되고 심기(心氣)가 상하면 적대하가 되며, 폐기(肺氣)가 상하면 청대하가 되고 비기(脾氣)가 상하면 황대하가 되며, 신기(腎氣)가 상하면 흑대하가 되는데, 이

것을 오색 대하라고 한다.

증세에 따라 처방이 각기 다른데, 몸이 약해서 오는 냉이나 대하는 양방으로 치료하기 어렵고, 염증성일 경우에는 양약을 사용하는 것이 빠르다.

이 장에서 제시한 음식은 몸이 약해서 오는 냉, 대하는 물론 염증성 냉, 대하에도 효과가 있다.

은행알연밥죽

● **음식재료** 은행알 6g, 연밥 15g, 멥쌀 50g, 오골계 1마리.

● **만드는 법** ① 먼저 은행알과 연밥을 갈아서 가루를 낸다.
　　　　　　　② 오골계의 털과 내장을 버리고 씻은 다음 닭의 뱃속에
　　　　　　　　①의 약가루를 넣는다.
　　　　　　　③ 다시 쌀과 물을 넣고 약한 불로 끓여서 익힌다.
　　　　　　　④ 고기는 먹고 죽은 마시는 데 한꺼번에 다 먹는다.

● **적응증** 하초가 허약하여 냉이나 대하가 있을 때 먹으면 좋다.

 설탕둥글레탕

● **음식재료** 둥글레 30g, 설탕 50g.

● **만드는 법** ① 둥글레를 물로 깨끗하게 씻어서 냄비에 넣고 물 600cc
　　　　　　　　를 붓는다.
　　　　　　　② 설탕을 넣고 약한 불로 60분 동안 달인 다음 냄비에서
　　　　　　　　꺼내어 따뜻하게 식힌다.
　　　　　　　③ 둥글레는 먹고 탕은 마신다.

● **적응증** 여성들의 냉이나 대하가 있을 때도 좋으며 폐결핵이나 기
　　　　　　관지 확장증으로 기침할 때 피가 보이는 경우에도 좋다.

오골계죽

● **음식재료** 오골계 기름 30g, 멥쌀 100g, 파, 생강, 소금 적당량.

● **만드는 법** ① 멥쌀에 물을 붓고 끓여 죽을 쑨다.
② 죽이 다 쑤어지면 오골계기름, 파 생강, 소금을 넣고 다시 끓인다.
③ 빈속에 먹는다.

● **적응증** 대하가 나올 때, 양기가 부족하여 몸이 마르고 기운이 없을 때 먹으면 좋다. 소음인 체질에 적합하다.

 가시연밥만두

● **음식재료** 돼지고기 400g, 가시연밥 60g, 파의 흰 밑뿌리 8개, 풋완두콩 4컵, 소금, 조리용 술, 간장, 참기름, 후춧가루 각 적당량, 밀가루 100g.

● **만드는 법** ① 가시연밥을 깨끗이 씻어서 빻은 뒤에 따뜻한 물에 1시간 정도 담근 뒤 물을 빼고 준비해 둔다.
② 돼지고기를 다지고 파의 흰 밑뿌리를 잘라 풋완두콩과 함께 큰그릇에 담고 준비해 놓은 가시 연밥을 넣은 다음 소금, 술, 참기름, 간장, 후춧가루 등 각종 조미료와 함께 버무려 똑같은 양의 소를 만든다.
③ 밀가루반죽을 만들어 이것으로 만두피를 만든 뒤 미리 준비해 둔 소를 넣어 만두를 빚는다.
④ 식성에 따라 굽거나 찌거나 끓여서 먹는다.

● **적응증** 하초가 약해서 냉이나 대하가 나올 때, 꿈에 몽정할 때, 조루가 있을 때, 소변을 자주 볼 때, 소변이 탁할 때, 소화기가 약해서 오랫동안 설사가 그치지 않을 때 먹으면 좋다.

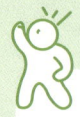

산후 조리, 이런 점을 조심하세요!

아이를 낳는다는 것은 참으로 큰일이다. 임신 후 열 달이 차면 모든 뼈가 벌어지고, 힘살이 늘어나면서 아이를 낳게 된다. 이렇게 아이를 낳은 산모의 몸이 제 자리로 돌아와 회복되기까지는 100일로도 충분하지 않다. 그런데 요새 산모들은 출산 후 1달만 되면 회복된 것처럼 조리를 게을리 해서 볼 때마다 안타깝다.

당나라 때 유명한 의사였던 손사막이 지은 『천금방』에는 몸 푼 다음 주의해야 할 것을 다음과 같이 적고 있다.

"부인들은 몸 풀 때만 주의할 것이 아니라 몸을 풀고 난 다음에도 주의해야 한다. 출산 후에는 5장 6부가 모두 허약해지므로 항상 주의해야 한다. 100일 동안은 조금도 근심하지 말고, 마음놓고 해로운 일을 해서는 안 된다. 남편과 잠자리는 100일 동안 하지 말아야 한다. 그렇지 않으면 몸이 허약해지고, 여러 가지 병이 생길 수가 있다. 부인들 가운데 출산 후에 아랫배가 차고 아픈 경우가 많은데 너무 일찍 잠자리를 했기 때문에 그렇다. 몸 푼 지 7일이 지나면 좋은 술을 한 잔 정도 마셔도 되고, 15일이 지나면 삶은 고기를 먹어도 되고, 1달이 지나야 국수를 먹어도 큰 탈이 나지 않는다."

산후의 몸조리는 분만 후 한두 달 동안 출산을 하느라 허약해진 산모의 몸이 임신 전의 상태로 회복되도록 도와주고 보양시키는 것을 말한다.

산모의 몸과 마음은 10개월의 임신과 출산으로 인해 많이 지치고 허약해져 있으므로 이 기간에는 이후에 생길 수 있는 후유증을 예방하고 빠른 시일 안에 체력이 회복될 수 있도록 산모는 물론 주위 사람들의 많은 노력이 필요하다.

이 기간에는 여러 가지 면에서 주의가 필요하다. 경험이 없고 지식이 없어서 가볍게 생각하고 함부로 음식을 먹거나 행동을 해서 이후에 돌이킬 수 없는 실수를 해서는 안 된다. 여러 가지 사항이 많이 있지만, 다음의 내용들은 특히 기억하여 주의하여야 한다.

출산 후 한 달 동안은 이렇게 조심하세요!

1. 분만 당일과 산후 첫째 날은 절대 안정하여 누운 채 되도록 몸을 움직이지 않도록 한다. 부득이할 경우 손과 발만 조금씩 움직이도록 한다.
2. 산후 2~3일째는 누운 채 몸을 움직이며, 수유할 때와 식사할 때 정도는 자리에서 일어나도 좋다.
3. 산후 4~6일째는 가볍게 실내를 걸어다녀도 좋다.
4. 산후 7일까지는 여름이라도 찬물에 손을 넣어서는 안 되며 뛰거나 찬바람을 쐬는 것도 피해야 한다.
5. 산후 약 1주일까지는 외음부를 씻지 말아야 한다. 대신 따뜻한 소독수에 담근 탈지면으로 하루에 2회 정도 위에서 밑으로 닦아주는 것으로 청결을 유지하여 세균 등이 침입하지 않도록 해야 한다.
6. 산욕 과정에 특별한 이상이 없는 한 질강의 세척은 금해야 하고, 배뇨나 배변 후에는 오물에 오염되지 않도록 주의해야 한다.
7. 산후 10~14일째는 집 안을 자유로이 다니며 가벼운 운동을 하되 무리해서는 안 된다.

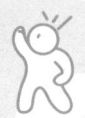

8. 산후 보름 정도가 되면 오로(惡露아래로 나오는 피)도 어느 정도 나왔고 부종도 어느정도 가라앉기 때문에 약해진 몸을 보하는 음식을 먹기 시작해도 좋다.

옛날처럼 자녀를 여럿 두지 않기 때문에 증상과 체질에 맞추어 20일에서 약 한 달 동안만 보양음식을 먹으면 오히려 임신 전보다 더 건강해질 수 있다.

단 주의해야할 사항은 주위의 이야기만 듣고 좋다는 것을 무조건 먹지 말고 반드시 진맥을 받은 뒤에 증상과 체질에 맞는 보양음식을 먹어야 한다. 또한 아직 육체적으로 과격한 운동은 하지 않는 것이 좋고, 흑염소나 개소주, 뱀탕 등의 열량이 너무 많은 것은 피하는 것이 좋다. 그런 음식을 먹으면 자칫 비만해지기 쉽다.

9. 산후 3주 후부터는 가벼운 집안일 정도는 하는 것이 좋다. 지나친 안정은 자궁과 복직근 및 골반 주위 근육의 회복을 오히려 지연시키며 오로(惡露)의 배출을 연장시키거나, 기력의 회복을 지연시킬 수 있다.

그러나 부엌일이나 빨래 등 물을 만지는 일은 몸을 차가워지게 하므로 1~ 2주 정도 더 지난 뒤에 하는 것이 좋다. 날씨가 좋고 몸 상태가 좋으면 산책도 할겸 기분전환을 위해 가까운 가게는 다녀와도 좋고, 아기도 이 무렵이 되면 조금씩 바깥공기를 쐬어도 좋으므로 유모차에 태워 잠깐 밖에 나가는 것은 무리가 없다.

10. 산후 1개월까지는 반드시 따뜻한 물로 손발을 닦거나 샤워를 해야 하고 욕조 안에서의 목욕은 피해야 한다.

- 더운 여름철 출산

산욕기가 여름이라 하더라도 따뜻하게 보온을 유지해야 한다. 옛날과 달리 대부분 병원에서 출산하는 관계로 출산 당일부터 샤워를 하는 경우가 있는데 나중에 산후풍으로 고생하는 경우를 많이 본다.

에어콘이나 선풍기 바람, 혹은 직접적으로 외부 바람을 쐬면 신체가 냉(冷)해져서 기(氣)와 혈(血)의 순환이 순조롭지 못하므로 산후풍(産後風) 등의 질환이 유발될 수 있다.

아울러 혈액순환을 촉진시키기 위하여 적당히 땀을 내는 것이 필요하나 억지로 땀을 많이 흘리는 것은 체액의 손실을 초래하여 오히려 기력을 저하시킬 수 있으므로 주의해야 한다.

- 미역국을 먹는 이유

산후에 먹는 미역국은 자궁수축을 촉진시키고 오로(惡露)의 배설을 도와준다. 또한 혈액순환을 촉진시키고 젖을 잘 나오도록 하는 작용도 한다.

하지만 너무 과식하면 정상적인 체중으로 돌아오는데 부담이 될 수도 있으니 하루에 3번 이상은 먹지 않는 것이 좋다.

- 산모에게 이렇게 해주세요.

실내에 직접적으로 찬 바람이 들어오지 않도록 차단을 시킨 후 두꺼운 이불이나 요를 깔고 그 위에 눕게 한다. 이때 베개는 너무 높지 않은 것이 좋다.

누울 때는 똑바로 누워 무릎을 펴지 말고 약간 구부리는 것이 좋으

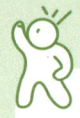

며 가끔씩 옆으로 자세를 바꾸기도 해가며 조용히 눈을 감고 안정을 취하도록 한다.

산모 옆에서 큰 소리를 내지 않도록 하고, 기쁘거나 화를 내는 등 산모의 감정의 기복이 심하지 않도록 배려한다. 또한 산모로 하여금 불안하거나 초조한 마음이 들지 않도록 하고, 신경이 예민해지지 않도록 안정된 분위기를 만들어 주어야 한다.

다양한 증상에 좋은 음식보약 9

　특별히 병이라고 할 수는 없지만 생활을 다소 불편하게 하는 증상들은 여러 가지를 꼽을 수 있다.

　수험생이나 부모님들은 시험을 앞둔 본인이나 자녀가 잠을 너무 많이 자거나 건망증이 심해 고민일 것이고 일반인들은 스트레스로 인한 불면증이 고민일 것이다.

　여름철에는 더위를 먹거나 지나치게 땀을 많이 흘리는 사람이 많이 생기고 남들보다 어지럼증이 심하거나 잘 놀라는 것도 고민이다. 이 밖에 치질, 피부 질환도 그냥 지나치지 못할 고민이다.

　이 장에서는 일상생활에서 흔히 일어나는 다양한 증상들에 좋은 음식보약들을 제시한다. 이 음식들을 꾸준히 먹고 효과를 보게 되기를 바란다.

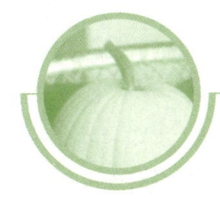

불면증

한방에서는 잠을 잘 이루는 것은 기운의 순환이 잘 되는 것이라고 본다. 기운이 약해서 자꾸 아래로 가라 앉으면 앉아 있기만 해도 잠이 온다. 성장기 때 학생들이 자꾸 조는 것도 그런 이유 때문이다. 반대로 기운이 너무 위쪽으로 올라가면 꿈이 많고 자주 깨며 심하면 불면증이 된다.

불면증에는 기운의 순환을 조절하는 것 못지 않게 수면의 환경도 매우 중요하다. 낮에 적당한 운동을 하는 것도 숙면에 도움이 되고, 잠자리에 들 때 약한 불을 켜놓거나 음악을 틀어놓는 것은 모두 숙면에 방해가 되니 주의하도록 해야 한다.

다음의 음식들은 잠을 제대로 이루지 못하는 사람들에게 도움이 되는 것들이다.

산조인죽

◎ **음식재료** 산조인 20g, 정종 50cc, 멥쌀 3홉.

◎ **만드는 법** ① 산조인을 노랗게 볶아서 가루를 낸다.
② 산조인 가루를 정종 50cc에 넣어서 2시간 놓아두었다
가 윗물을 건져낸다.
③ 멥쌀로 죽을 쑤는데 다 되어갈 무렵에 ②를 넣고 다시
3~5번 끓어오르도록 한다.
④ 따뜻한 상태에서 빈속에 먹는다.

◎ **적응증** 잠을 잘 이루지 못하거나 간, 담이 약할 때 먹으면 좋다.
몸에 열이 많은 태음인에게 좋다.

좁쌀용안죽

◎ **음식재료** 용안육 30g, 좁쌀 50~100g, 노란 설탕 적당량.

◎ **만드는 법** ① 좁쌀과 용안육을 함께 끓여 죽을 쑨다.
② 죽이 다 익으면 노란 설탕을 적당히 넣는다.
③ 빈속에 식사 대신 먹는다.

◎ **적응증** 마음이 약해서 잠을 잘 이루지 못할 때, 건망증이 심할 때,
사소한 일에도 자꾸 놀랄 때, 기운이 없어서 마음이 약해
질 때 먹으면 좋다.

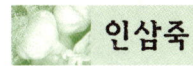 **인삼죽**

● **음식재료**   인삼가루 3g, 멥쌀 100g, 설탕 적당량.

● **만드는 법**   ① 먼저 멥쌀을 씻어서, 인삼가루와 냄비에 함께 넣고 적
당히 물을 붓는다.
② 센 불로 끓이다가 익을 때쯤 해서 약한 불로 줄인다.
③ 설탕을 다른 냄비에 넣고, 물을 붓고 졸인다.
④ 이렇게 졸인 설탕국물을 익은 죽에 천천히 붓고 저어서
완성한다.
⑤ 가을철과 겨울철의 아침이나 저녁에 빈속에 먹는다.

● **적응증**   잠을 잘 이루지 못할 때, 자주 건망증이 생길 때, 피로해서
밥맛이 없을 때, 기운이 부족해서 숨이 찰 때, 성기능이 감
퇴될 때 등의 모든 기운이 부족한 상태에서 먹으면 좋다.

● **주의사항**   ① 음기가 부족한 소양인 체질이나 몸에 열이 많은 태음인
체질은 먹지 않는 것이 좋다.
② 또한 뜨거운 여름철에는 함부로 복용하면 몸에 해가 될
수도 있으므로 반드시 한의사와 상담하고 난 다음에 장
복하는 것이 좋다.
③ 인삼죽을 먹는 동안에는 녹차를 함께 먹으면 약효가 떨
어질 수도 있다.

인삼시금치 만두

● **음식재료** 인삼가루 5g, 기름기가 적은 돼지고기 500g, 시금치 750g,
밀가루 3kg, 생강가루, 파의 흰 밑뿌리, 후춧가루, 참기름,
간장, 조미료 각각 적당량.

● **만드는 법** ① 시금치를 깨끗이 씻어서 줄기를 버리고 잎만 남긴다.
② 나무절구에 넣고 찧은 뒤 철망에 넣고 짜 녹즙만 남
긴다.
③ 신선한 돼지고기를 다져 덩어리를 만든 다음 소금, 간
장, 조미료, 후춧가루 등을 적당히 넣고 잘 섞는다.
④ 물을 적당히 넣고 반죽하여 풀처럼 만든다.
⑤ 여기에 파의 흰 밑뿌리, 인삼가루, 참기름 등을 첨가해
소를 만든다.
⑥ 밀가루에 시금치국물을 넣어 반죽해 밀가루반죽을 만
든 다음 그걸로 만두피를 빚고 여기에 소를 넣어 만두
를 만든다.
⑦ 익혀서 주식으로 먹되 한 번에 1개 정도만 먹는다. 더
먹는 것은 좋지 않다.

● **적응증** 잠을 잘 이루지 못할 때, 기운이 부족하고 신경이 쇠약하
여 심신이 피로할 때, 팔다리에 힘이 없을 때, 가슴이 두근
거릴 때, 건망증이 심할 때 먹으면 좋다.

● **주의사항** 감기에 걸렸을 때는 먹지 말아야 한다.

원지연밥죽

● **음식재료**　원지 30g, 연밥 15g, 멥쌀 50g.

● **만드는 법**　① 먼저 원지를 물에 넣고 불려서 심과 껍질을 제거하고
연밥과 함께 곱게 간다.
② 멥쌀에 물을 붓고 끓여 익기를 기다린다.
③ 원지와 연밥가루를 넣고 다시 한 번 더 끓인다.
④ 아무 때나 먹는다.

● **적응증**　잠을 잘 이루지 못할 때, 건망증이 있을 때, 가슴이 두근거
릴 때 먹으면 좋다.

 호두죽

● **음식재료**　호두 50g, 쌀 60g.

● **만드는 법**　① 쌀과 호두를 깨끗이 씻어서 냄비에 넣고 끓인다.
② 아침, 저녁으로 식사 대신 먹는다.

● **적응증**　불면증이 있거나 건망증이 있을 때, 하초가 약해서 허리가
아플 때, 신장이나 수뇨관에 결석이 있을 때, 소변이 잘 나
오지 않고 조금씩 떨어질 때 먹으면 좋다.
건강한 사람이 먹으면 기억력이 좋아지고, 오랫동안 먹으
면 무병장수한다.

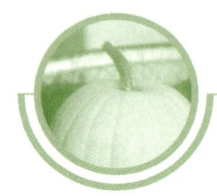

땀을 많이 흘림

겨울이 되면 손발이 차고 추위를 많이 타서 걱정하는 사람이 많고, 여름철이 다가오면서 땀이 너무 많이 나서 걱정하는 사람이 많기 마련이다.

따라서 여름철에는 이렇게 땀이 많이 나는 것을 한약으로 치료해 보려고 찾아오는 사람이 부쩍 늘어나고 있다. 이런 사람들은 대체적으로 몇 가지 공통점이 있다. 몸무게가 많이 나가는 사람이거나, 몸에 열이 많거나, 소변 색이 붉거나, 뜨거운 음식을 싫어하거나, 피부색이 하얗거나 누렇다. 이 가운데 몇 가지 증상을 가진 사람들은 땀이 많이 날 수밖에 없다.

냉방이 잘 된 곳에서도 땀을 흘리는 사람들은 거의 대부분 뚱뚱한 사람이다. 몸무게가 많이 나가는 사람은 몸 속에서 열이 많이 발생되기 마련인데 그 열을 식히려고 하다보니 결국 땀이 많이 나게 되는 것이다. 그러니 뚱뚱하면서 땀이 많은 사람은 우선 정상체중을 유지하는 것이 급선무다.

잠자리에 들었을 때 이부자리가 흥건하게 젖거나, 어린애들의 머리가 방금 머리를 감은 것처럼 젖어있을 정도로 땀이 많은 사람들은 치료를 받는 것이 좋다.

한방에서는 땀을 많이 흘리는 사람은 기운이 약하다고 보고 있는데 이 장에서는 기운을 보강해 주는 음식을 주로 소개했으니 만들어 먹어보길 권한다.

황기죽

◉ **음식재료**   황기 30g, 생율무 30g, 팥 15g, 닭의 모래주머니 속가루
9g, 찹쌀 30g.

◉ **만드는 법**   ① 먼저 황기를 작은 솥에 넣고, 물을 넣고 30분 정도 끓여
서 꺼내 버린다.
② 다시 신선한 율무, 팥을 넣고 30분 정도 끓인다.
③ 마지막에 닭의 모래주머니 속가루와 찹쌀을 넣고 끓여
서 죽을 만든다.
④ 계속해서 복용한다.

◉ **적응증**   몸이 뚱뚱한 사람이 기운이 부족해서 땀을 많이 흘릴 때
먹으면 좋다.

황기닭죽

◉ **음식재료**   암탉 1마리, 황기 15g, 멥쌀 100g.

◉ **만드는 법**   ① 암탉을 씻어서 끓여 닭국물을 만든다.
② ①에 황기를 넣고 30분 동안 끓인 다음 꺼내 버린다.
③ ②에 멥쌀 100g을 넣어서 죽을 끓인다.
④ 아침, 저녁으로 따뜻하게 해서 먹는다.

◉ **적응증**   감기가 오래되었는데도 열이 나고, 힘이 없을 때 먹으면
좋다. 소음인 체질에 좋다.

기운을 보강하는 죽

◉ **음식재료**   황기 30g, 인삼 10g, 멥쌀 90g, 흰 설탕 적당량.

◉ **만드는 법**   ① 황기와 인삼 조각을 찬물에 30분 정도 담궈 두었다가 냄비에 넣고 끓인다.
② 진하게 달여서 찌꺼기를 버리고 국물을 낸다.
③ 다시 찌꺼기를 찬물에 넣고 위의 방법대로 다시 달여서 국물을 낸다.
④ 첫 번째와 두 번째 끓인 것을 합하여 2로 나눈 다음 아침과 저녁에 한 번씩 먹는다.

◉ **적응증**   몸이 허약할 때, 땀을 많이 흘릴 때, 만성적으로 설사를 자주 할 때, 소화기가 약한 사람이 오랫동안 설사할 때, 식욕이 없을 때, 기운이 부족한 사람이 부을 때 먹으면 좋다.

 인삼연밥탕

◉ **음식재료**   인삼 10g, 연밥 10개, 설탕 30g.

◉ **만드는 법**   ① 인삼을 씻어서 축축하게 한다.
② 연밥에서 심을 제거한 다음 물에 불린다.
③ 인삼, 연밥과 흰 설탕을 냄비에 넣고 물을 부어 60분 정도 달인 다음 따뜻할 정도로 식힌다.
④ 국물은 마시고 연밥은 먹는다.
⑤ 인삼은 남겨놓았다가 다음날 다시 연밥을 넣고 위의 방식으로 끓여서 복용한다. 이때는 인삼도 함께 먹는다.

◉ **적응증**   병후에 몸이 쇠약하고 마른 경우, 권태롭고 땀이 저절로 날 때, 설사가 지속될 때 먹으면 좋다.

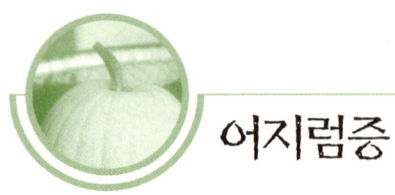

어지럼증

어린 시절 아침조례는 매우 지루했다. 특히 여름철 뜨거운 뙤약볕 아래에서 하는 조례는 매우 힘들었다. 몸이 약한 친구들은 어지러움을 느끼다가 쓰러지기도 했었다. 지금 생각해 보면 몸이 약하고, 피가 부족했던 친구들이었던 것 같다.

한편 나이드신 분들은 혈압이 높아서 어지러움을 느끼기도 한다. 이런 분들은 혈압을 조절하는 한편으로 몸 윗부분에 몰려있는 기운을 내려야 한다. 한방에서는 양기가 지나치게 윗쪽으로 몰려있기 때문이라고 보고 양기와 열기를 내리는 방법을 쓴다.

이 장에서 제시한 음식은 몸을 보하면서 윗쪽으로 몰린 기운을 내려주는 역할을 하니 어지러움을 자주 느끼시는 분들이라면 효과를 보실 수 있을 것이다.

인삼대추탕

◉ **음식재료** 인삼 15g, 말린 대추 20개.

◉ **만드는 법** ① 인삼을 씻은 다음 조각 낸다.
　　　　　　　② 말린 대추를 찬물에 담근 뒤 속의 씨를 빼낸다.
　　　　　　　③ 2가지 약재를 냄비에 넣고 300cc의 물을 붓고 약한 불
　　　　　　　　로 달이는데, 30분쯤 지난 다음에 국물을 낸다.
　　　　　　　④ 그 다음에 한 차례 더 끓여서 끓인 물을 합친다.
　　　　　　　⑤ 따뜻하게 데워서 마신다.

◉ **적응증** 몸이 약하여 빈혈이 있을 때, 얼굴색이 창백하고 몸이 야
　　　　　　위었을 때, 피곤할 때 먹으면 좋다. 소음인 체질에 적합
　　　　　　하다.

 시금치죽

◉ **음식재료** 시금치 250g, 찹쌀 250g, 소금 적당량.

◉ **만드는 법** ① 시금치를 씻어 끓는 물에 데워 자른다.
　　　　　　　② 멥쌀을 헹궈 그릇에 넣고, 물을 적당히 넣고 멥쌀이 익
　　　　　　　　을 때까지 끓인다.
　　　　　　　③ 시금치를 그 죽 속에 넣고, 죽이 완성될 때까지 계속 끓
　　　　　　　　인 후에 불을 끈다.
　　　　　　　④ 다시 소금과 조미료를 넣어서 완성한다.
　　　　　　　⑤ 밥 대신 먹는다.

◉ **적응증** 빈혈로 어지러울 때, 대변이 굳고 잘 나오지 않을 때, 고혈
　　　　　　압 등에 적용한다.

시금치를 넣은 돼지간탕

▶ **음식재료** 돼지간 100g, 시금치 100g.

▶ **만드는 법** ① 돼지간을 깨끗이 씻어 조각 낸다.
② 시금치를 씻고 자른다.
③ 냄비에 맑은 물을 넣고 돼지의 간과 시금치를 넣고 끓인다.
④ 소금, 고추, 조미료 등을 넣고 끓인 후에 거품을 제거하고 참기름을 조금 넣는다.
⑤ 간은 먹고 탕은 마신다.

▶ **적응증** 각종 빈혈 치료에 좋다.

 ## 무떡

▶ **음식재료** 무 250g, 기름기 없는 돼지고기 100g, 생강, 파의 흰 밑, 소금, 유채기름 각각 적당량, 밀가루 250g.

▶ **만드는 법** ① 무를 깨끗이 씻어 채 썰고, 유채기름으로 50% 정도 익을 때까지 볶는다.
② 돼지고기를 잘게 썰어서 파, 생강가루, 소금 등을 넣고, 다시 충분히 볶아서 채 썬 무를 넣어서 속을 만든다.
③ 밀가루에 물을 적당히 붓고, 밀가루 반죽을 만든다.
④ 밀가루로 껍질을 만들어서 속을 넣고, 기름에 넣고 튀긴다.
⑤ 주식으로 만들어서, 장기적으로 먹어도 된다.

▶ **적응증** 몸에 습기가 많아서 머리가 어지럽거나 아플 때, 구역질이 날 때, 기침을 해서 숨이 찰 때 먹으면 좋다.

대추목이버섯탕

◉ **음식재료**　검은 색 목이버섯 15g, 붉은 대추 15개, 설탕 적당량.

◉ **만드는 법**　① 검은 색 목이버섯을 따뜻한 물에 불렸다가 씻어서 깨끗
　　　　　　　　이 손질한다.
　　　　　　　② 붉은 대추를 깨끗이 씻어 속에 들어있는 씨를 빼낸다.
　　　　　　　③ 위의 두 가지 약재를 그릇에 넣고 설탕과 물을 적당히
　　　　　　　　넣고 60분 정도 끓인 다음 따뜻할 정도로 식힌다.
　　　　　　　④ 1~2번으로 나누어 먹는데, 목이버섯과 붉은 대추를
　　　　　　　　먹고 국물을 마신다.

◉ **적응증**　빈혈이 있을 때 먹으면 좋다.

 연밥용안죽

◉ **음식재료**　연밥 15g, 용안육 10g, 찹쌀 30g.

◉ **만드는 법**　① 연밥, 용안육, 찹쌀을 동시에 끓여서 죽을 만든다.
　　　　　　　② 따뜻하게 해서 먹는다.

◉ **적응증**　피를 많이 흘려서 어지러울 때 먹는다.

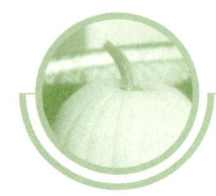

더위 먹음

더위를 잘 타는 사람 가운데는 마음이 여리고 기운이 약해서 그런 사람이 많다. 건강한 사람은 외부 환경의 변화에 둔하다.

어릴 적에는 단풍이 들든 비가 오든 큰 상관을 하지 않는다. 그러나 나이가 들어갈수록 기온변화에 민감해진다. 그만큼 나이가 들어가면서 체력이 떨어지고 늙어간다는 얘기다. 우스갯소리로 인사할 때 날씨에 관한 말을 많이 하는 사람은 이미 늙었다는 말이 있다.

여름에 특히 더위를 많이 타는 사람들은 대개 몸에 열이 많다. 이 장에서 제시한 음식은 몸에 열이 많은 사람이 더위를 탈 때 먹으면 효과적인 것이다. 이 음식들을 먹고 몸의 열과 더위를 다스려 보기 바란다.

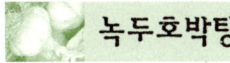 **녹두호박탕**

◉ **음식재료**   녹두 50g, 늙은 호박 500g.

◉ **만드는 법** ① 녹두를 깨끗하게 씻어서 반쯤 말랐을 때 소금을 약간 넣고 3분 정도 절여두었다가 깨끗한 물에 씻는다.
② 호박껍질을 벗기고 씨를 버리고 살을 썰어서 작고 네모난 덩어리로 토막낸다.
③ 냄비에 물 500cc를 넣고 끓으면 녹두를 넣는다. 2분 정도 삶은 다음 차가운 물을 더 넣고 다시 끓인다.
④ 그 다음 호박 덩어리를 냄비 속에 넣고 녹두가 터질 때까지 계속 삶는다.
⑤ 소금을 조금 넣고 따뜻하게 식힌다.
⑥ 녹두와 호박은 먹고 국물은 마신다.

◉ **적응증**   여름철에 더위 먹어서 가슴이 답답하고 몸이 뜨거울 때, 입이 마를 때, 소변 색이 붉을 때, 머리가 어지럽고 힘이 없을 때 먹으면 좋다.

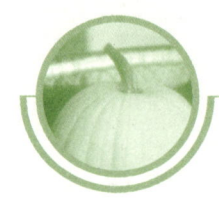

잘 놀라거나
가슴이 두근거림

'우리나라 사람들은 하도 놀라는 일을 많이 겪어서 보통일에는 이제 놀라지도 않는다' 는 말을 언젠가 우스갯소리로 들은 적이 있다.

요즘은 그나마 사건, 사고가 적어서 다행이지만 몇 년 전만 하더라도 백화점과 다리의 붕괴, 가스폭발, 비행기 추락 등 대형사고가 끊이지 않고 연달아 발생해 온 국민을 놀라게 했다.

비단 이런 사건, 사고가 아니더라도 주위에 작은 일에도 유난히 잘 놀라는 사람들이 한둘은 있게 마련이다. 대개 잘 놀라는 사람들은 체질과 원기부족이 그 원인인 경우가 많다.

우리 속담에 '눈이 크면 잘 놀라고 겁이 많다' 는 말이 있다. 실제로 눈이 크고 피부색이 하얀 사람들은 태음인 체질로서, 이런 체

274

질은 대체로 겁이 많고, 눈이 작고 살이 단단한 사람들은 소양인 체질로서 대체로 겁이 적다.

물론 원기가 약한 사람은 체질에 관계없이 잘 놀라고 가슴이 자주 두근거리기 마련이다.

심지어 앞에 사람이 오는 것을 보면서도 크게 놀라는 경우도 있고, 앞에서 보면 가슴 뛰는 것이 보일 정도로 심하게 가슴이 두근거리는 사람도 있다. 반대로 무서운 영화를 보거나 늦은 밤 인적이 드문 산길을 걸으면서도 전혀 무서워하지 않는 사람도 있다. 모두 원기의 차이 때문에 생기는 현상이라고 할 수 있다. 이 장에서 소개한 음식들은 이렇듯 원기가 허약한 사람들에게 효과적인 음식들이다.

 **돼지콩팥**

◎ **음식재료**　돼지콩팥 1개, 인삼, 당귀 각각 20g.

◎ **만드는 법**　① 돼지콩팥을 물 2사발에 넣고, 삶아서 물이 1잔 반이 되
　　　　　　　면 건져서 잘 썬다.
　　　　　　　② 그 물에 인삼과 당귀를 넣고 달여서 약 80% 정도로 물
　　　　　　　이 줄면 불을 끈다.
　　　　　　　③ 인삼과 당귀 달인 물과 돼지콩팥 썬 것을 먹는다.

◎ **적응증**　마음이 허약하고 심기가 굳지 못하여 안정되지 못할 때 사
　　　　　　용하면 효과가 있다.

 쑥경단

◎ **음식재료**　쑥 200g, 찹쌀가루 200g.

◎ **만드는 법**　① 먼저 쑥을 삶아서 물을 버리고 잘게 찧는다.
　　　　　　　② 찹쌀가루와 함께 시루에 넣고 찐다.
　　　　　　　③ 경단을 만들어 다시 한 번 더 찐다.
　　　　　　　④ 경단이 되면 냉장고의 냉동실에 넣어두고 하루에 1번씩
　　　　　　　식전 공복에 먹고 나서 식사를 한다. 오랫동안 먹으면 효
　　　　　　　과가 있다.

◎ **적응증**　무엇엔가 놀란 뒤 먹으면 효과가 있다. 속이 차서 냉이 많
　　　　　　은 사람에게도 좋다.

◎ **알아둡시다**　꿈에 무엇을 보고 놀라는 경우에는 깨어 나서도 한참동안
　　　　　　　가슴이 답답하고 정신이 혼란스럽다. 이런 사람은 기운이
　　　　　　　부족해서 그런 경우가 대부분이니, 기운을 보강하는 음식
　　　　　　　이나 약을 처방해서 먹으면 많이 좋아진다.

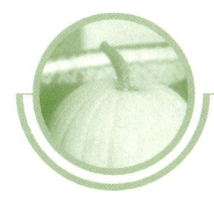

수험생의 심한 건망증

시험을 앞둔 수험생들은 스스로에 대한 불안감과 주위 사람들로 인한 부담 때문에 적지않은 스트레스에 시달리기 마련이다. 공부를 잘하는 수험생이나 공부를 그리 썩 잘하지 않는 수험생 모두 스트레스의 정도는 그리 다르지 않다. 이러한 스트레스는 다양한 증상으로 나타나는데 그 가운데 한 가지가 바로 건망증이다.

예전에는 그렇지 않았는데 부쩍 사소한 약속이나 준비물 등을 자주 기억하지 못하거나 주의력이 떨어져 실수를 하는 학생들은 본인도 모르게 과중한 스트레스를 받고 있기 때문이라고 생각할 수 있다.

이런 학생들은 우선 지나친 부담과 자신에 대한 불안감을 극복하는 것이 중요하다. 그리고 하루에 30분 정도라도 가볍게 산책을 하거나 운동을 하는 것도 좋은 방법이다.

한방에서는 '비장은 생각을 주관한다' 라고 보았다. 잘 먹고 소화를 잘 시켜야 생각이 바르고 오랫동안 기억할 수 있다고 보았던 것이다. 또 심장이 튼튼해야 사고가 반듯해진다고 하였다.

결국 소화기관과 심장이 약하면 건망증이 심해지고 올바른 생각을 하지 못한다는 말과 일맥상통한다. 다시 말해 건강한 신체에 건전한 정신이 유지될 수 있다는 뜻이기도 하다.

이 장에서 제시한 음식은 소화기관을 튼튼히 하면서 심장기능이 편안해지도록 하기 때문에 머리가 맑아지고 기억력이 증진되도록 도와준다.

이 장에 소개한 음식 중 '총명탕' 은 『동의보감』에 나오는 처방으로서, 주 재료인 백복신, 원지, 석창포는 모두 마음을 편안하게 하고 잠을 잘 자게 하는 효과가 있다.

결국 건망증을 치료하는 가장 좋은 방법은 충분한 수면과 편안한 마음이라는 것을 의미한다.

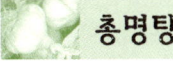 **총명탕**

◉ **음식재료**   백복신, 원지, 석창포 각 20g.

◉ **만드는 법**   ① 먼저 원지에서 속의 단단한 조직을 빼낸다.
② 백복신과 원지를 감초 달인 물에 담근 뒤 말려둔다.
③ 석창포를 생강즙에 담근 뒤 말려둔다.
④ 위의 3가지 약재를 물 600cc에 넣고 약 1시간 동안 달인다.
⑤ ④의 물이 반으로 줄어들면 찌꺼기를 버린다.
⑥ 하루에 3번 나누어 마신다.

◉ **적응증**   생각이 많고 공부는 하지 않는 학생들에게 좋다. 또한 항상 걱정이 앞서는 아이, 평소에는 공부를 잘하지만 큰 시험에 약한 아이에게 좋다. 주로 태음인 체질에 적합하다.

◉ **알아둡시다**   백복신은 정신을 안정시켜준다. 또한 원지와 석창포는 마음을 편안하게 해주고 머리를 맑게 해주기 때문에 불안해하는 수험생이나 걱정이 많은 사람에게 좋다.

머리를 맑게 하는 음식

● **음식재료** 율무 50g, 말린 밤 50g, 무씨 10g, 석창포, 도라지 각 5g.

● **만드는 법** ① 먼저 율무는 살짝 볶아서 색이 노릇노릇하게 만든다.
　　　　　　　② 말린 밤은 잘게 부순다.
　　　　　　　③ 위의 5가지 약재를 물 1000cc에 넣고 약 1시간 반 동안
　　　　　　　　달인다.
　　　　　　　④ ③의 물이 반으로 줄어들면 찌꺼기를 버린다.
　　　　　　　⑤ 하루에 3번으로 나누어 마신다.

● **적응증** 생각으로만 공부하고, 실제로는 자꾸 눕거나 의욕이 없을
때 먹으면 좋다. 또 집중력이 떨어지는 아이들에게 좋다.
주로 태음인 체질에 적합하다.

● **주의사항** 이 약을 마시고 나서 변비가 생기면 칡뿌리를 10~20g 더
한다.

● **알아둡시다** 율무는 기운이 부족한 사람의 몸을 가볍게 해주고, 살을
빠지게 한다. 말린 밤은 속을 편안하게 하면서 기운을 보
강한다. 무씨는 소화작용을 촉진하고, 석창포와 도라지는
심폐기능을 보강한다.

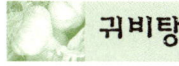 **귀비탕**

◎ **음식재료**　용안육, 산조인, 백복신, 원지, 당귀, 인삼, 황기, 백출 각 12g, 목향 6g, 감초 3.6g, 생강, 대추 각 18g.

◎ **만드는 법**　① 위의 약을 물 1000cc에 넣고 약 1시간 반 동안 달인다.
② ①의 물이 반으로 줄어들면 찌꺼기를 버린다.
③ 하루에 3번으로 나누어 마신다.

◎ **적응증**　생각이 많고 걱정이 많아서 밥맛이 없는 학생, 가슴이 두근거려 여러 번 생각해야 어떤 일을 진행할 수 있는 사람에게 좋다.

◎ **주의사항**　몸이 찬 사람은 따뜻하게 데워서 먹고, 몸에 열이 많아서 입이 마르거나 물을 자주 마시는 사람은 미지근하게 마시거나 상온에서 마셔도 된다.

◎ **알아둡시다**　이 약은 한방에서 매우 자주 이용되는 처방이다. 음식이 아니라 약이기 때문에 한두 번 마셔보고 별효과가 없거나 어떤 부작용이 오면 먹지 말아야 한다. 부작용으로는 주로 얼굴로 열이 달아오르거나 살이 찌는 것 등이 있다.

공자대성침중방(孔子大聖枕中方)

● **음식재료** 원지, 석창포, 거북이 등껍데기, 용골 각 50g.

● **만드는 법** ① 먼저 거북이의 등껍데기를 불에 볶아서 노릇노릇하게
　　　　　　　　 만든다.
　　　　　　　 ② 위의 4가지 약재를 물 1000cc에 넣고 약 1시간 반 동안
　　　　　　　　 달인다.
　　　　　　　 ③ ②의 물이 반으로 줄어들면 찌꺼기를 버린다.
　　　　　　　 ④ 하루에 3번으로 나누어 마신다.

● **적응증** 집중력이 떨어지고 잘 잊어버리거나 기억력이 좋지 않은
　　　　　　 학생들에게 좋다.

● **주의사항** 이 약을 마시고 나서 변비가 생기면 먹지 않도록 한다.

● **알아둡시다** 거북의 등껍데기와 용골은 기운을 가둬두고 흐트러진 정신
　　　　　　　 을 다잡아준다. 원지와 석창포는 마음을 편안하게 하고,
　　　　　　　 잠을 깊이 자도록 도와준다. 따라서 피로를 빨리 회복시켜
　　　　　　　 주는 효과가 있다. 주로 태음인 체질에게 적합하다.

주자독서환

▷ **음식재료**　백복신, 원지 각 40g, 인삼, 진피 각 28g, 당귀, 석창포 각 20g, 감초 10g.

▷ **만드는 법**　① 먼저 원지의 속심을 빼낸다.
　　　　　　　② 7가지 약재를 물 1000cc에 넣고 약 1시간 반 동안 달인다.
　　　　　　　③ ②의 물이 반으로 줄어들면 찌꺼기를 버린다.
　　　　　　　④ 하루에 3번으로 나누어 마신다.

▷ **적응증**　집중력이 떨어지고 잘 잊어버리는 학생, 의욕이 없는 사람에게 좋다.

▷ **주의사항**　이 약을 먹고 나서 갈증이 심하거나 소변 색이 진해지면 맞지 않는 것이다. 이럴 때는 한의원에 가서 한의사의 진료를 받아서 처방해야 한다.

▷ **알아둡시다**　이 처방은 한약이다. 따라서 한두 번 먹어보고 효과가 있을 때 장기간 복용하도록 한다. 만약 체중이 증가하거나 잠이 잘 오지 않는 증상이 나타날 경우 적합하지 않다는 것을 말함으로 복용을 멈추는 것이 좋다.

장원환

음식재료 원지, 용안육, 생건지황, 현삼, 석창포 각 12g, 인삼, 백복신, 당귀, 산조인, 맥문동, 백자인 각 8g.

만드는 법 ① 산조인은 겉이 반쯤 익도록 볶는다.
② 원지의 속심을 제거한다.
③ 위의 약재 모두를 물 1000cc에 넣고 약 1시간 반 동안 달인다.
④ ③의 물이 반으로 줄어들면 찌꺼기를 버린다.
⑤ 하루에 3번으로 나누어 마신다.

적응증 이 처방은 정신을 편안하게 하고, 마음을 안정시키는 효과가 강하다. 또 가슴이 두근거리거나 잠이 잘 오지 않을 때도 사용할 수 있다. 소음인이나 태음인 체질에 적합하며, 소양인 체질에는 적합하지 않다.

주의사항 이 약을 마시고 나서 변비가 생기면 칡뿌리를 10g 더한다.

알아둡시다 이 약은 원래 알약으로 처방한 것인데 더 효과를 높이기 위해서 달이는 약으로 약간 변경했다. 따라서 한두 번 먹어보고 별다른 효과가 없으면 중단하는 것이 좋다.

우황청심원

◉ **약물재료**   우황, 산약, 인삼, 백작약, 맥문동, 황금, 당귀, 방풍, 시호, 대두황권, 사향 등 28가지 약재, 대추, 꿀, 99.9%의 순수한 금박.

◉ **만드는 법**   ① 먼저 모든 재료를 가루로 만든다.
② 대추와 꿀을 섞어서 4g 정도 크기로 나누어 둥근 알약을 만든다.
③ 겉에 금박을 입힌다.
④ 한 번에 한 알씩 따뜻한 물에 녹여서 먹는다.

◉ **적응증**   마음이 약해서 잘 잊어버리거나 정신이 맑지 못할 때, 가슴이 답답하고 자주 놀랄 때, 잠을 잘 이루지 못할 때, 중풍, 간질, 중풍 후유증, 히스테리 등에 효과적이다. 일반적으로 구급약인데 태음인 체질에 가장 적합하다.

◉ **알아둡시다**   이 약은 원래 알약으로 만들어졌기 때문에 시간이 지나면 굳어진다. 그래서 먹을 때는 반드시 물에 녹여서 삼켜야 한다. 크기가 사탕만해서 물에 녹이지 않고 그냥 삼키면 기도에 걸리고 만다.
물로 된 제품도 있으므로 중풍 환자에게 먹일 때는 물로 된 것을 이용하는 것도 좋은 방법의 하나이다.
어떤 사람은 소화가 안 될 때도 먹는데, 이것은 약의 사치이다. '우황청심환' 이라고도 말한다.

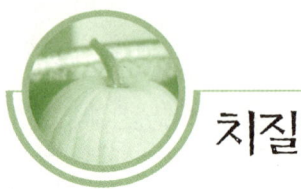

치질

치질은 술이나 과로 때문에 생기기도 하고, 음식을 지나치게 먹거나 성생활을 많이 하여 신체가 허약해질 경우 생기기도 한다. 몸이 허약하면 기혈이 창자 속에 스며 나와서 항문에 몰린다.

치질의 종류에는 5가지가 있다. 우선 수치질은 항문 둘레에 쥐젖 같은 것이 생겨서 겉으로 나와있고, 때때로 피고름이 나온다. 두 번째 암치질은 항문 둘레가 부으면서 피가 나온다. 세 번째 맥치는 항문 둘레가 가렵고 아프면서 피가 나온다. 네 번째 장치는 항문 둘레가 붓고 멍울이 생겨서 아프며, 추웠다 더웠다 하면서 피가 나온다. 마지막으로 혈치는 대변을 볼 때마다 피가 나온다.

치질이 생기면 대변 보기가 힘들고, 오랫동안 낫지 않으면 치루가 되기도 한다. 예전에는 수술요법이 발달하지 않았기 때문에 뜸으로 치질을 고쳤던 경우가 많았다. 집에서 해볼 수 있는 치료법이 바로 뜸이다. 몸이 차서 치질이 온 경우에는 배꼽에 나이 수만큼 뜸을 뜬다. 어린이가 설사를 자주 해서 항문이 빠지거나 치질이 된 경우에는 백회혈에 뜸을 뜬다. 허리가 약한 사람이 치질을 겸하고 있으면 배꼽과 정반대 되는 등뼈 위에 뜸을 7장 뜬다.

그렇지만 요즘에는 약과 수술 요법이 발달하여 대개 치질이 생기면 약이나 수술로 치료를 한다.

무엇보다 청결이 중요하며 초기에 치료하는 것이 고통과 치료 기간을 단축시키는 가장 좋은 방법이다.

복령미숫가루

◉ **음식재료** 검은 참깨 2근, 백복령 2근, 좋은 꿀 2kg.

◉ **만드는 법** ① 껍질을 벗긴 검은 참깨를 쪄서 볕에 말리기를 9번
　　　　　　　　한다.
　　　　　　　② 껍질을 버린 백복령에 흰 꿀을 조금 넣어 미숫가루를
　　　　　　　　만든다.
　　　　　　　③ 이 미숫가루에 9번 찐 참깨를 넣어서 먹는다. 맛이 아
　　　　　　　　주 좋다.

◉ **적응증** 이와 같이 여러 날 먹으면 기력이 쇠약해지지 않으면서 치
　　　　　　질이 점차 낫는다.

 ## 뽕나무버섯찌개

◉ **음식재료** 뽕나무 버섯(상황버섯) 300g, 쌀 2홉, 소금, 후추, 파 흰
　　　　　　　밑 적당량.

◉ **만드는 법** ① 뽕나무 버섯을 물 3000cc에 넣고 1500cc가 될 때까지
　　　　　　　　달여서 찌꺼기를 버린다.
　　　　　　　② 이 물에 쌀을 넣고 죽을 끓인다.
　　　　　　　③ 죽이 다 되었을 무렵 소금, 후추, 파 흰 밑을 넣어서 1
　　　　　　　　~2번 더 끓인 다음 불을 끈다.
　　　　　　　④ 이 죽을 아침마다 빈 속에 먹는다.

◉ **적응증** 치질로 계속해서 피가 나올 때나, 매우 아플 때 먹으면 낫
　　　　　　는다.

멧돼지고기구이

◉ **음식재료**   멧돼지고기 1kg, 소금, 후추, 파 흰 밑 적당량.

◉ **만드는 법**   ① 멧돼지고기를 잘게 썬다.
② 여기에다 소금, 후추, 파 흰 밑을 넣고 찐다.
③ 다 익으면 빈속에 먹는다.

◉ **적응증**   오랫동안 치질을 앓아 계속해서 피가 나올 때나, 항문 둘레나 배가 매우 아플 때 먹으면 낫는다.

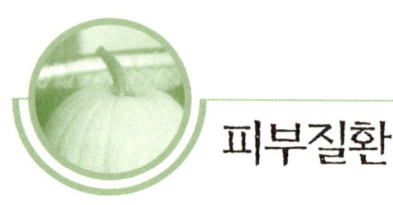

피부질환

우리의 몸을 덮고 있는 피부는 표피, 진피 및 피하지방 등 독특한 층으로 구성되어 있는데, 외부에 노출되어 있으며 온도, 먼지, 자외선 등 물리적, 화학적 자극을 완충시켜 몸을 보호해 주는 역할을 한다.

따라서 전신적 혹은 국소적 피부질환으로 피부의 보존이 장애를 받으면 방어할 수 있는 면역 계통이 저하되어 여러 가지 신체 변화를 초래할 수 있다.

건강한 사람은 피부가 튼튼하고 아름답다. 특히 아름다운 여인의 피부는 옆에서 보는 것만으로도 행복을 느끼게 한다. 반대로 아무리 아름다운 사람이라도 피부에 트러블이 있으면 그 아름다움은 줄어들게 마련이니 건강한 피부의 중요성은 아무리 강조해도 지나침이 없다.

건강한 피부를 유지하기 위해서는 내적인 요인, 즉 간, 콩팥, 위장에 이상이 없어야 하며, 외부로부터 자극을 가능한 적게 하는 것이 매우 중요하다.

이 장에서 제시한 음식은 피부가 나쁠 때는 물론 평소에 먹어두어도 아무런 이상이 없다. 각자의 몸의 특성과 기호에 맞추어 선택해서 먹으면 된다.

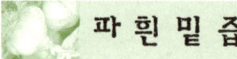

파 흰 밑 즙

● **음식재료** 파 흰 밑 적당량.

● **만드는 법** ① 파 흰 밑을 뜨겁게 볶아서 짓이긴다.
② 피부가 곪거나 벌겋게 부은 곳에 바르거나 싸맨다.

● **적응증** 칼이나 쇠붙이에 부딪혀서 피부가 곪거나 부었을 때 바르거나 싸매면 좋다.

아욱무침

● **음식재료** 아욱 600g, 마늘 적당량.

● **만드는 법** ① 아욱을 물에 푹 삶아서 건져낸다.
② 마늘 양념을 해서 수시로 자주 먹는다.

● **적응증** 몸에 열이 많아서 머리와 얼굴, 온몸에 불에 덴 것처럼 부르트거나 종기가 난 것을 치료한다.

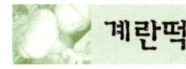 **계란떡**

◉ **음식재료**　밀가루 120g, 양고기 120g, 계란 3개, 간장 약간, 파, 생강, 소금 약간.

◉ **만드는 법**　① 양고기를 깨끗이 씻어 잘게 썰어 놓는다.
　　　　　　② ①의 고기에 적당량의 물을 붓고 간을 맞추어 고기 수프를 만든다.
　　　　　　③ 계란과 밀가루를 반죽하여 떡이나 국수를 만든다.
　　　　　　④ 냄비에 물을 적당히 붓고 간장을 넣고 끓인다.
　　　　　　⑤ ④에 준비해 둔 떡이나 국수를 넣고 익기를 기다려서 파, 생강, 소금을 넣는다.
　　　　　　⑥ 익은 떡이나 국수를 고기 수프와 함께 먹는다.

◉ **적응증**　피부가 말라서 거칠어진 경우, 피부가 튼 경우, 노인들이 기운이 부족해서 근육이 마르는 경우에 먹으면 효과를 볼 수 있다.

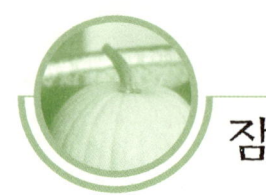

잠이 많음

잠을 많이 자는 사람은 음기가 많다고 본다. 또한 잘 눕고 게으른 사람은 몸에 습기가 많다고 봐야 한다. 이런 사람들은 주로 몸이 무겁고, 팔다리가 나른하며 머리가 무겁고 쉬 피로를 느끼면서 전신이 멍하면서 의욕이 감퇴된다.

사람에 따라 요구되는 수면 시간이 다르다. 오랫동안 잠을 자려 하는 사람은 눈동자가 자주 움직이는 수면기간이 121분인데, 불안과 우울 등 감정장애가 있고 성격상 내향성이고 사회성, 인내심, 융통성 등이 모자란다. 행동 특징으로 보았을 때는 단순하고 수줍어하며 걱정이 많고 주변상황에 잘 적응하지 못한다.

반대로 잠을 많이 자지 않는 사람은 눈동자가 빨리 움직이는 수면기간이 65분인데, 대체적으로 능률적이고 활기차며, 야심적이고 사회적으로 잘 적응하고 자기 생활에 만족하며 정신병리도 별로 없다. 비록 정신병리가 있다면 가벼운 조울증이 있을 뿐이다. 또한 이들은 어떤 상황에서 회피하거나 부인하는 등의 방어기전을 잘 사용한다.

한방에서는 잠을 많이 자는 사람은 기운을 보강해 줘야 한다고 보고 있다. 특히 유난히 잠을 많이 자는 수험생의 경우에는 무엇보다도 기운을 보강해 주는 것이 필요하다.

율무밥 달인 물

● **음식재료**　율무 100g, 말린 밤 100g.

● **만드는 법**　① 먼저 율무는 살짝 볶아서 색이 노릇노릇하게 만든다.
　　　　　　② 말린 밤은 잘게 부순다.
　　　　　　③ 물 600cc에 넣고 약 1시간 동안 달여서 물이 반으로
　　　　　　　　줄어들면 찌꺼기를 버리고 하루에 3번 나누어 마신다.

● **적응증**　공부를 하려 해도 자꾸 잠에 빠지고, 책상 앞에 앉으면 먹
　　　　　을 것만 생각하는 수험생들에게 좋다.

● **주의사항**　이 약을 마시고 나서 변비가 생기면 칡뿌리를 50g 더한다.

● **일아둡시다** 율무는 기운이 약해 몸에 수분이 몰려 있는 것을 치료한
　　　　　　다. 말린 밤은 기운을 보강하고 배고픔을 억제한다.

체질에 따른 특징

　체질은 모든 사람이 타고나는 것으로 자라는 환경이나 현재 처한 상황에 의해서도 변하지 않는 본질적인 무엇이다. 체질마다 오장육부의 허 · 실 · 강 · 약이 있으며 이것은 심지어 겉으로 드러나는 용모에서부터 거동, 식성, 성격과 적성에까지 영향을 미친다. 이것이 사상의학이다.

　사상의학은 공자와 맹자로부터 내려온 유학의 실천사상을 의학에 도입한 것으로 우리 나라만의 고유한 것이다. 이 학설은 유학자였던 이제마가 1894년 기존의 한의학적 이론을 바탕으로 정립하여 『동의수세보원』을 통하여 세상에 알려지게 되었다.

　사상의학에서는 사람들을 체격과 체형, 얼굴의 생김새, 성격, 장부의 허실, 약에 대한 반응, 임상적 특성들을 종합하여 태양인, 소양인, 태음인, 소음인으로 분류한다. 사상인에 따라 같은 병인이 작용해도 각기 다른 증세가 나타나게 되고 이에 따라 치료를 개별화해야 한다는 입장이다.

■ 이 장의 내용은 『내 몸매 내 맘대로 되는 체질 다이어트』(김달래 지음, 중앙생활사 출간)의 일부 내용을 발췌하여 재정리한 것임을 밝힙니다.(편집자 주)

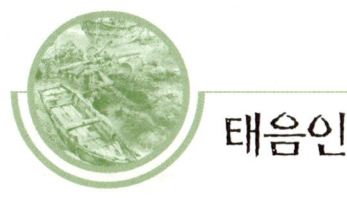

태음인

외모로 보는 태음인

"그는 성질이 온화하고 관대하였으며 좀처럼 속마음을 겉으로 내보이지 않았다. 심지어 그의 얼굴에서는 희로애락조차 읽을 수가 없었다. 그는 평소에 큰 뜻을 품은 바 있어 영웅호걸과 사귀기를 좋아했다. 키는 커서 팔척이요, 귀는 어깨까지 늘어지고, 팔은 길어서 무릎까지 내려왔다. 눈은 커서 자신의 귀까지 볼 수 있었고, 얼굴은 상아같이 희고, 입술은 기름을 바른 듯 붉게 윤이 났다."

　삼국지에 나온 유비에 대한 묘사다. 전통적으로 동양에서 잘생긴 것으로 판단되던 풍채가 좋고 서글서글하게 생긴 이목구비가 태음인의 모습이다. 여자로는 양귀비같이 통통한 미인도의 여인들을 떠올리면 된다. 살집이 좋은 이들은 현대인의 기준으로는 살찐 편이라 할 수 있고 실제로 비만인의 대다수가 이들이다.

전광렬이나 유인촌 등 안방극장에서 인기를 얻는 중견 연기자들 중에는 태음인이 많은데 한국인이 전통적으로 선호하는 호남형이기 때문이다. 유명한 정치인으로는 김대중 대통령, 노태우 전 대통령이 있다. 미국의 클린턴 전 대통령도 이 체질에 해당한다.

허리와 엉덩이 부위에 살이 많고 의젓한 걸음걸이를 갖고 있는 이들은 옛날 양반식으로 팔자걸음을 걷기도 한다. 앉아 있는 모습도 안정된다.

태음인은 근육이 튼실하고 땀구멍이 많고 약간 거친 살갗을 가졌다. 피부색이 희고 약간의 붉은 기도 있으며 털이 많은 편이다. 겨울만 되면 입술과 손발이 잘 튼다.

성격으로 보는 태음인

망막수술을 받으면 한 50일 간을 입원하게 된다. 이때는 움직임을 자제하고 침대에 꼼짝없이 누워 지내야 하는데 양눈을 다 가리는 것은 물론이다. 한 병실에 중년 남자와 어린 고등학생이 나란히 입원해 있었다. 어른은 갑갑함을 참지 못해 기회만 되면 간호사의 눈을 피해 안대를 떼고 돌아다니는 반면 어린 학생은 의사의 지시대로 꼼짝 않고 누워만 지냈다. 어린 학생이 중년의 남자보다 빨리 퇴원했음은 물론이다. 이 어린 학생의 진득함이 태음인을 단적으로 드러내는 면이고 이 일화는 성격이 나이보다는 체질에 영향받음을 웅변해준다.

300

내성적이고 속을 잘 드러내지 않는 사람은 태음인일 가능성이 높다. 그 속에 무슨 생각이 들어있는지 다른 사람이 알 수가 없다.

태음인들은 자기 주장을 펴기보다 가슴에 담아두는 편이다. 모르는 사람과 이야기할 때는 말수가 적고 때때로 더듬기도 하며, 수업 시간에 발표나 질문을 잘 안했던 사람도 태음인이다. 한 번 행동하기 위해서 좀 과장하자면, 백 번 천 번을 생각한다. 어떤 자극에도 즉각적으로 반응하는 법 없이 신중하다. 과묵하고 예의바르고 점잖은 사람이 이들이다.

태음인은 일을 시작하는 것은 매우 힘들게 결정하지만 일단 마음먹은 바는 반드시 해내는 편이다. 자발적으로 일을 찾아서 하기보다 맡겨진 일에 충실하다. 일단 시작하면 끝마무리를 지어야 직성이 풀리고 쉽기 포기하지 않고 인내심이 깊다. 집착이 강하고 고집이 센 측면도 있다. 지나치게 완벽하게 일 처리를 하려고 고민을 많이 하여 소심해 보이기까지 할 정도다.

일을 추진할 때도 조심성이 많아 그 일의 전말을 어느 정도 파악을 한 연후에야 실행에 옮긴다. 극히 조심스런 성격이기에 남이 가지 않은 길은 가지 않으며 위험을 감수한다는 말은 이들의 사전에 없다. 그래서 신속한 면은 없다.

이렇게 잘 움직이려 들지 않으므로 게으르고 보수적인 면도 있다. 원칙을 중시하고 융통성이 없다는 소리도 듣는다. 이들이 새로운 일을 하지 못하는 것은 두려움 때문이다. 불필요하게 일을 벌이지 않으며, 일을 시작하기도 전에 실수하게 될까봐 겁을 내는 편이다. 또, 하고 싶은 일도 다른 사람의 이목 때문에 하지 못하는 경우가 많으며 심지어 길바닥에 휴지 하나도 함부로 버리지 못하는 성격이다.

어떤 직종에 종사하더라도 자기의 위치와 역할을 잘 알고 있다. 오지랖 넓게 나서서 주위의 미움을 받는 경우란 없다. 자신에게 필요한 일이 아니면 움직이질 않는다. 그래서 보통 서너 번은 부탁을 해야 들어주는 편이다. 직장을 옮길 때에도 뒷처리를 말끔하게 하고 떠나며, 혹 그 다음에 다시 오더라도 원한관계가 없을 정도로 대인관계를 원만히 한다.

남에게 지기를 싫어하는 성향이 있으며, 실패하더라도 다음날을 기약하며 꾸준히 준비해 나간다. 좋게 말하면 성취욕, 나쁘게 말하면 욕심이 많은 편이다. 그 대상은 지식과 명예욕뿐만 아니라 돈과 음식 같은 데에도 뻗치기 때문에 스스로를 곤란에 빠뜨리기도 한다. 어떤 면에서는 일단 한번 마음에 든 물건, 특히 전자제품, 옷가지, 보석 등을 차지하려는 욕심이 있어서 기어어 장만하려는 의지를 불태운다. 의심이 많아 물건을 살 때도 꼼꼼히 살피는 사람이 이들이다.

휴일에 혼자 틀어박혀 책을 보거나 음악을 들으며 휴식을 취하는 사람들이 태음인이다. 물론 운동으로 땀을 흘리는 것도 좋아하지만 그보다는 TV나 비디오 보는 것을 더 좋아한다. 대체로 대외적인 활동보다는 집안의 일을 중시한다.

태음인은 평소 조용하고 말이 없다가도 술기운을 빌어 마음 속의 애기를 다 토해내기도 한다. 따라서 태음인은 적당히 술을 마시는 게 좋을 수도 있다.

번듯한 풍채와 달리 의외로 겁이 많다. 번지점프나 놀이기구타기, 다이빙은 아예 엄두도 못내는 사람이 많다.

태음인은 사람을 믿지 않는다. 항상 비교하고 분석하고 미래에 대비한다. 그래서 이런 사람들은 따지기를 좋아하고 논리적이며 위엄이 있어 보인다. 이들은 형식을 좋아하여 여러 가지 제도를 만들고 기록하기를 좋아한다. 태음인은 생각이 깊어서 행동에 실수가 없고 항상 계산적이다. 즉흥적인 사람과 경쟁하면 언제나 이길 수 있다. 즉흥적이고 가벼운 소양인은 음흉하고 계산적인 태음인의 밥이 될 공산이 크다.

대외적으로 잘 보이기보다는 실속 챙기기를 좋아하고 필요한 경우에는 진실한 마음을 내보이지 않는다. 어찌 보면 음흉할 정도로 속을 내보이지 않음이 딱 정치가와 사업가 체질이다. 실제로 정치인과 사업가로 활동하는 태음인이 많고 해설자 중에도 많다. 먹는 것에 대해 예민한 감각이 있어서 미식가가 많고 음식만들기를 좋아하며 요리사나 주방장도 적성에 맞다.

건강으로 보는 태음인

태음인은 비만하지만 않으면 건강하기 때문에 큰 병치레는 없다. 특히 땀을 잘 흘리면 개운하고 좋다. 몸이 찌푸드드할 때나 술 많이 먹은 다음날도 사우나로 땀을 내면 좋아진다. 호흡기 · 순환기 계통이 약해서 심장병, 고혈압, 중풍, 기관지염, 폐결핵, 천식 등이 걸리기 쉽고, 찬 기운에 노출되면 밭은 기침을 하기도 한다. 때문에 감기에 잘 걸리는데 이 때도 약을 먹고 땀을 푹 내면 괜찮아진다.

물을 자주 마시는 버릇이 있다. 뜨거운 물보다 찬물을 좋아하고 감기가 들어 열이 있을 때도 찬물을 찾는다. 소화 · 흡수하는 기능은 좋은 편이어서 아무 음식이나 가리지 않는데 특히 밀가루 음식과 육식을 좋아한다. 흔히 말하는 얼큰한 맛, 즉, 맵고 뜨거운 음식을 좋아하고 술도 맥주보다 소주나 고량주 같은 독한 걸 즐기는 편이다.

찬 우유나 음식을 먹으면 설사를 하는 사람도 있다. 이런 사람은 여름철에도 배를 가리고 잠을 자야 배탈이 나지 않고, 늘 아랫배가 차서 설사를 자주 하거나 무른 대변을 하루에 여러 번 보기도 한다.

태음인의 눈은 그 빛이 부드러우나 항상 침침함을 느끼고 저녁이면 먼저 눈으로 피로를 느낀다. 충분히 자고 난 다음에도 충혈되어 있을 때가 많고 피곤하면 따가운 증상이 있다.

우리나라에서 제일 흔한 태음인

체질별 인구분포는 어떻게 될까? 대체로 태음인이 절반을 차지하고 있고 소음인이 20퍼센트, 소양인이 30퍼센트다. 태양인은 만명 중에 겨우 서너명일 정도로 극소수다.

우리 나라처럼 '가만 있으면 본전이나 하지' 하는 식으로 경직된 사회에서는 군말없고 무던한 태음인이 처신하기 좋고 불의를 참지 못하고 나서는 소양인은 배척당하기 마련이다. 태음인이 많은 수를 차지하고 있는 것도 일종의 사회적 '자연선택'의 결과라 할 수 있을 것이다. 반면 미국같이 의견 제시가 자유로운 나라에는 소양인이 기를 펼 수 있기 때문인지 인구 비율도 높다.

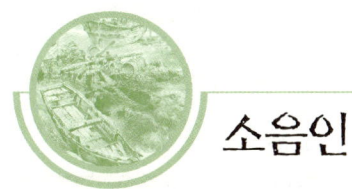

소음인

외모로 보는 소음인

태음인이 전통적인 미인상이라면 소음인은 현대적인 미인상이다.

소음인은 얼굴 윤곽이 섬세하면서 아담하고 다소 갸름하다. 눈빛은 순하고 눈웃음을 잘 짓는 편이다. 땀구멍이 작고 부드러운 피부를 가졌으며 근육에 힘이 없다. 목소리도 낮고 조용하다. 전체적으로 뼈대가 가늘고 약한데 상체가 빈약하고 하체가 실한 편이다. 걸음걸이도 느리고 어깨를 약간 수그리고 걷기도 한다. 평소 손발이 많이 차다고 느끼며 맥이 느린 경우도 많다.

성격으로 보는 소음인

소음인의 성격은 침착하고 얌전하다. 이들은 남들 앞에 나서는

목소리와 체질

1996년인가, 인천지하철 폭파 협박 사건을 기억하는 사람이 있을지 모르겠다. 이때 필자는 국립과학수사연구소에 근무하는 한 선배를 만나러 갔다가 녹음된 협박범의 목소리를 들을 수 있었다. 목소리가 둥글둥글한 듯 무겁고 남을 협박하는 처지에 있는 사람답지 않게 서두르거나 급한 기색없이 어쩐지 주저하는 듯한 말투였다. 천상 태음인이다 싶었는데 아니나 다를까 잡혔을 때 보니 영락없는 태음인이었다.

체질별로 생김새도 그렇지만 목소리도 특성이 있다. 굵은 저음이면서 성량이 풍부한 것이 태음인의 목소리다. 테너 파바로티가 그렇다. 최불암의 탁한 목소리도 태음인의 것이다. 쉰 목소리로 유명한 신세대 연예인 박경림도 태음인이다.

태음인과 함께 또 목소리가 좋은 체질이 소음인이다. 파바로티의 약간 굵은 듯한 저음이 태음인이라면 엄정행의 미성은 소음인이다. 옛날 사람들이 말하던 '은쟁반에 옥구슬 굴러가는 소리'가 소음인을 두고 나온 말일 것이다. 그래서 아나운서들도 대부분 이 체질이다.

이에 반해 노래방에서 음정이 잘 올라가지 않는데 악만 쓰는 체질이 소양인이다. 카랑카랑하며 높은 편이다.

이보다 더 카랑카랑한 목소리를 자랑하는 것이 태양인이다. 이 사람이 교수로 강의를 하고 있다면 옆 강의실에선 수업이 되지 않을 정도다. 그 목소리에 묻혀 버리기 때문이다. 그냥 단순히 높다기 보다 어떤 힘이 실려 있다.

우리나라 고유 음계인 궁상각치우를 적용시키면 태음인은 궁, 태양인은 상, 소음인은 우, 소양인은 치음을 가졌다. 태음인이 북이라면 태양인은 징이고 소음인은 장고, 소양인은 꽹과리에 비교할 만하다.

것보다 뒤에서 조용히 응원해주거나 자기 일에만 몰두하는 형이다. 예민하면서도 감성이 풍부하고 미적 감각도 뛰어나다. 그러니 소음인을 남편이나 애인으로 둔 여자들은 함부로 머리 모양을 바꿨다가는 두고두고 곤욕을 치르게 마련이다. 광고, 자유기고, 예술 계통에 종사하는 이들 중에 소음인이 많은 것도 이 때문이다.

일을 맡을 때도 진행과 결과까지 꼼꼼하게 그려본 뒤에 착수하고 계획을 철저히 따른다. 이런 점이 금융계통에 잘 적응하게 한다. 그리고 변화를 싫어하고 자기 주장을 내세우지 않기 때문에 교직·공무원직같이 연공서열을 우대하고 나이와 경력을 중시하는 사회에서 점점 위력을 발휘한다.

소음인들은 술자리에서도 조용히 자리를 끝까지 함께하고 자기의 주장을 펴는 때는 거의 없다. 고민이 많은 편인데도 아주 친한 친구가 아니면 절대 이야기하지 않는다. 사람을 폭넓게 사귀기보다 한 번 사귄 사람은 끝까지 챙겨주는 유형이다. 모임도 사람이 많은 것보다 작은 모임을 좋아한다. 어떤 단체나 혈연과 학연에 줄대기를 좋아해서 모임이 있으면 빠지지 않는다. 자기 사람 외에는 믿으려 하지 않고 자기 가족만 아는 면도 있다.

기운이 약한 소음인은 어떤 일이 잘 풀려가도 잠시는 기뻐하더라도 완전히 마무리될 때까지는 불안해 한다. 사소한 일에도 조바심내어 시험을 치르거나 차를 탈 때, 영화 볼 때 화장실을 꼭 가는 사람이 이들이다. 질문을 받으면 가슴부터 두근거리고 마음의 안정을 얻지 못하고 이럴까 저럴까 망설이기도 한다. 시기심도 좀 있고 한 번 마음이 상하면 쉽게 풀리지 않는다.

혼자 있는 것을 좋아하고 국가나 사회보다 개인적인 일을 중시하므로 개인주의나 이기주의가 강하고 이해타산에 얽매이기도 한다. 이들의 욕심은 재물에 대한 것이라기보다 개인적인 능력을 발휘하는 데 있다.

건강으로 보는 소음인

소음인이 혼자 속으로만 끙끙 앓고 지내는 일이 많은 것은 선천적으로 소화흡수작용을 담당하고 나쁜 기운을 해독해 내는 혈액순환을 담당하는 기관이 허약한 탓이다.

일없이 한숨 쉰다고 어른들로부터 꾸중을 듣는 이들 대부분이 소음인이다. 맥이 약하고 손발이 떨리거나 힘이 없고 쥐도 잘 난다. 추위를 많이 타고 손발이 차서 고생을 한다. 추우면 코가 막히기도 한다. 대신 여름철에도 거의 땀을 흘리지 않고 땀이 나면 오

바람기와 체질

"얌전한 고양이 부뚜막에 먼저 올라간다"는 말은 아무래도 소음인을 두고 나온 말 같다.

음전하고 나긋한 소음인은 겉으론 약하지만 의외로 성 에너지가 세다. 그래서 보기와 달리 바람도 많이 피운다. 맥을 짚었을 때 왼쪽의 가장 아래쪽 맥이 오른 쪽보다 강하면 십중팔구 바람둥이다. 그리고 대체로 나이가 먹을 만큼 먹었을 때 더욱 성욕이 강해지는 경향이 있다.

이와 반대로 젊었을 때는 바람을 피우다가도 나이들면 잠잠해지는 것이 소양인이다.

히려 힘들어 한다.

어릴 적에 설사를 자주 하거나, 위염·위궤양을 앓는 경우가 많은 것도 소음인이다. 따뜻한 것을 좋아하고 찬 데서 잠을 자거나 오이나 수박, 찬 음식을 먹으면 아랫배가 아프다. 조금만 걱정을 해도 소화가 안 돼 체하고 입맛을 잃는다. 학생들은 시험기간에 두근거림을 느끼고 소화불량과 설사를 앓기 때문에 아침을 그르는 경우가 많다. 이들은 변비가 되어도 그다지 불편을 느끼지 않는 특징을 가지고 있다. 술을 잘 못해 조금만 마셔도 금세 빨개지는 사람들이 이들이다.

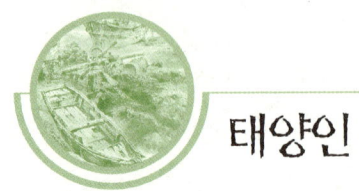

태양인

외모로 보는 태양인

박정희 전 대통령을 처음 만나는 사람은 우선 그 강렬한 눈빛에 기가 질렸다고 한다. 그가 선글라스를 끼고 다닌 것도 그 눈빛을 가리기 위해서라는 말이 있다.

만 명 중에 겨우 서너 명밖에 되지 않을 정도로 드문 체질인 태양인은 누구나가 첫인상으로 번쩍이는 눈빛을 꼽는다. 몸통이나 팔다리는 빈약한데 머리가 크고 얼굴에서 풍기는 분위기가 범상하지 않다. 목소리도 보통 사람보다 한 단계 높다. 정치 드라마에서 박정희 역을 단골로 맡은 배우가 외모는 닮았지만 그 카리스마는 흉내내지 못했다고 평을 받는 것은 체질을 속일 순 없기 때문이었다.

성격으로 보는 태양인

사회적인 통념을 따르지 않으며 형식을 싫어하고 예의를 무시하는 듯 보인다. 진취적이고 후퇴를 모르는 사람이 이들이다. 그래서 혁명가나 선동가 중에 태양인이 많다. 조직과 규율을 중시하는 현대의 기업이나 관료 사회는 견뎌내질 못한다. 남들이 생각하지 못하는 기발한 창의력을 발휘하여 발명가 같은 창조적인 계통에서 업적을 세우기도 한다. 하지만 이러한 기상을 펼치지 못하면 낙담하고 도태되어 술로 시름을 잊는 등 폐인이 되기 십상인 것도 이 기질이다. 술을 좋아하던 시선 이태백도 태양인이다. 이들은 소시민들의 '티끌모아 태산'보다 일확천금에 더 몰두하므로 이름난 주먹, 노름꾼에도 많다. 짧고 굵게, 화끈하게 삶을 살아가려다보니 과장이 심하고 과격해질 수 있으며 인생살이의 앞부분보다 뒷끝이 불행해지는 경우가 많다.

대인 관계에서도 사소한 것들은 무시해버리므로 까탈스럽지 않고 시원시원하다는 평을 듣는다. 큰 걸 내다보는 이들은 필부가 소중하게 여기는 일상생활의 행복에 가치를 두지 않는다. "오직 당신만을 사랑해!"하는 식의 연애도 하지 못함은 물론이다. 한 곳에 정착하지 못하는 '풍운아'가 되기 쉽다. 여자들은 '여자답지 못하다'는 소리를 듣기 십상이다.

건강으로 보는 태양인

태양인은 현실적이지 못하고 머릿속 공상이 많다. 현실이 생각을 따라주지 못하므로 조울증에 걸리기 쉽다. 화도 잘 내는 편이다. 술을 마시면 더욱 과대망상증이 나타나기 쉽다.

태양인은 흡수하는 기능이 떨어지고 생식기능도 약해 불임증이 많다. 허리가 약해서 오랫동안 걸으면 다리에 힘이 없고 아프다. 고기를 먹으면 속이 울렁거리고 잘 토해 과일을 좋아하는 사람이 많다.

기운이 위로 쉽게 솟구쳐 과격해지기 쉬운 태양인은 소변만 시원하게 잘 보면 건강하다는 증표다.

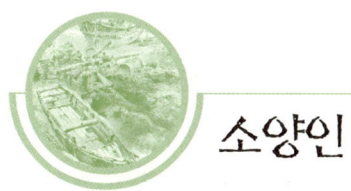

소양인

외모로 보는 소양인

소양인은 표정이 날카롭고 눈빛이 예리하다. 이목구비가 강렬하고 깎은 듯한 인상을 주며 얼굴형이 길거나 뒤꼭지나 이마가 짱구일 수도 있다. 대체로 상체가 실하고 하체가 빈약한 편이다. 근육이 없이 말랐지만 뼈대는 의외로 단단하다.

느린 것을 싫어하여 걸음걸이도 빠르다. 몸을 꼿꼿이 한 채 앞뒤, 좌우를 살피고 흔들며 걷는 습관이 있다. 호흡과 맥박이 빠른 경우가 많다. 앉은 자세가 불안하여 책상다리를 하거나 꼬고 앉아야 편하다는 사람도 있다. 목소리가 낭랑하게 높다.

성격으로 보는 소양인

소양인은 원래 기운이 쉽게 움직이므로 쉽게 흥분하고 감정이 격앙되는 것이 특징이다. 솔직하고 직선적이라 함부로 말을 뱉어놓고 언제나 뒷수습에 신경쓰는 쪽이다. 비밀이 없고 남에게 좋다고 판단되어 한 말도 피해를 주기도 해 따돌림을 당하기도 한다. 말과 행동이 빠르다.

생각한 일은 당장 실천을 해야 하는데 그래서 꼼꼼함이 적고 일이 끝난 다음 마음을 쓰게 된다. 일 벌이기를 좋아해서 시작은 잘 하지만 마무리가 완벽하지 못하기 때문이다. 중간에 마음을 바꾸는 바람에 원래 계획에서 벗어나곤 하는 것이다. 한 마디로 용두사미가 되기 십상이다. 처음에는 일에 빠졌다가 웬만큼 일이 굴러갈 때쯤이면 흥미를 잃어버리기 때문에 어쩔 수 없는 현상이기도 하다. 어려서는 머리가 좋아 공부를 잘 하지만 학년이 올라갈수록 산만해져서 성적이 떨어지기도 한다.

소양인들은 사람들 앞에 나서는 것도 좋아하고 남을 위하는 것도 좋아한다. 어떤 임무를 주더라도 몸을 사리지 않는데 특히 개인적인 일보다 이득없는 공적인 일에 헌신적이다. 그래서 남자의 경우 '밖에서는 백점짜리 안에서는 빵점짜리'라는 평을 듣기도 한다. 애써 힘든 일을 찾아서 하기도 하고 남의 일에 간섭하기도 한다. 부정, 부패, 부조리엔 언제나 반발한다.

소탈하고 누구에게나 편한 유형이다. 어느 집단에 소속되어 구속받는 것을 싫어하고 진득하지 못하여 고위공무원이나 연구원, 교수 중에선 찾아보기 힘들다. 외판원이나 중개사, 서비스업 종사자

314

체질과 보약

　일반적으로 간은 눈과 밀접한 관련이 있다. 그래서 야맹증이 있어 비타민 A가 필요할 때 간이나 간유를 처방해 준다. 어떤 사람이 눈이 어두워서 노루의 간을 먹었더니 밝아졌다. 이 말을 들은 다른 이도 따라했는데 피를 토하고 죽고 말았다. 눈이 밝아졌다는 사람은 소음인이고 피를 토하고 죽은 이는 소양인이었다.

　노루의 간은 따뜻한 성질을 지니고 있어 차고 허약한 소음인이 먹으면 약이 되지만 열이 많은 소양인에게 노루 간은 독약을 삼킨 것이나 마찬가지였던 것이다.

　인삼, 녹용은 보약의 대명사지만 누구에게나 다 좋은 것은 아니다. 어떤 이에게는 오히려 해가 될 수도 있다. 천하의 산삼이라도 마찬가지다.

　인삼은 숙취를 해소하는 등 훌륭한 효능을 가진 약이지만 몸이 뜨거워서 겨울에도 이불을 덮지 않을 정도로 열이 많은 사람에게는 좋지 않다. 녹용도 그렇다. 몸이 허약해서 자주 감기에 걸리고 땀이 많은 사람에게 좋다. 코피를 잘 흘리고 양기가 떨어지는 사람에게도 효과를 발휘한다. 그러나 감기가 들었거나 음허증상이 있을 때는 피해야 한다. 맞지 않게 쓸 바에야 아예 쓰지 않는 것이 좋다.

　태음인에게는 녹용, 웅담, 오미자, 맥문동, 칡이 좋고 소음인에게는 인삼, 부자, 황기, 계피, 당귀, 감초가 맞다. 태양인에게 좋은 보약재료로는 오가피, 모과, 다래, 솔잎, 붕어를 들 수 있고 소양인에게는 숙지황, 산수유, 구기자, 생지황, 영지버섯이 있다.

가 적성에 맞다. 군인이나 경찰, 스님이나 신부, 수녀에게서도 찾아볼 수 있다.

　서두르는 성격 때문에 약속 시간도 항상 미리 가서 기다리는 편이다. 즉흥적이어서 실수를 하고 구설수에 오르기도 한다. 창조적이고 응용력이 뛰어나고 의문과 호기심도 많아서 기발한 시도도 많이 하고 실수도 많다.

건강으로 보는 소양인

소양인은 위장기능이 항진되어 있고 배설과 성기능에 관계되는 비뇨생식기의 기능이 떨어져 있다. 아무런 이상이 없는데도 불임이 있는 여성들을 십중팔구 소양인일 가능성이 크다. 남자들의 양기문제에서도 지구력이 떨어진다.

이 체질은 몸이 좋지 않을 때 나타나는 첫번째 징후가 대변이 굳어지는 것이다. 때때로 귀가 멍하고 편두통을 앓는다. 방광과 허리, 치아, 귀가 약하고 피로하면 잇몸이 들뜨기도 한다. 평소에도 잘 어지럽고 뜨거운 목욕탕에 들어가면 어지러움이 더 심해 오래 있지 못한다. 한겨울에도 얼음물을 찾고 늦은 오후엔 얼굴이 달아오르기도 한다. 술을 너무 마셔도 허열이 자주 달아오르고 맥박도 빨라진다. 건망증이 심한 편이다.

[혼자 할 수 있는 체질감별법]

특성	1	2	3	4
땀	많다	없다	잠잘 때 많다	보통이다
물 마시기	좋아한다	싫어한다	보통이다	보통이다
체중	표준 이상	표준 이하	표준	표준
체격	큰편	가늘지만 보통	단단하면서 보통	보통
얼굴	둥근편	갸름하다	날카롭다	눈빛이 유난스럽다
걸음걸이	의젓하다	자연스럽다	몸을 흔든다	성큼성큼 걷는다
성격	속이 응큼하다	여성적이다	즉흥적이다	통이 크다
음식 기호	육식, 밀가루	비린 것 기피	밥만 먹는다	채소가 좋다
음식 습관	얼큰해야 좋다	뜨거워야 좋다	뜨거우면 싫다	해산물이 좋다
목소리	탁하거나 부드럽다	약하거나 조용하다	쉬 높아진다	우렁차고 길다
잠	어디서나 잘 잔다	잠들기 어렵다	일찍 일어난다	일찍 잔다
생활	게으르다	꼬물거린다	부지런하다	남자같다
술	호주가	분위기파	빨리 취한다	주정꾼
대인관계	원만하다	오랜 친구만 좋아한다	잘 해주고 욕 먹는다	한번 만나면 십년 친구
특징	뱃살이 많다	옷을 잘 입는다	생각 없이 행동	긍정적이다
심리	형식을 좋아한다	치밀하고 꼼꼼하다	아부를 못한다	지조가 없다
눈코귀입	눈이 크거나 입술이 두툼하다	눈이 예쁘거나 잘 웃는다	턱이 뾰족하거나 윗입술이 얇다	광대뼈가 크거나 눈빛이 수정같다
말투	더듬거나 천천히 말한다	가끔 한마디하면 딱 부러진다	과장하기 좋아한다	허풍쟁이라 믿지 못한다
몸 상태	눈이 자주 아프다	신경쓰면 입맛이 없다	방귀를 자주 뀐다	굳세고 건강하다
비슷한 사람	최불암, 노태우	황선홍, 김혜자	강성범, 일용엄니	박정희, 홍신자
옛사람	유비, 맹자	제갈공명, 증자	장비, 자사	이태백, 공자
피부	거칠거나 두껍다	보드랍다	매끈하거나 탄력적이다	단단하다
약점	가슴이 두근거림	한숨이 많다	허리가 약하다	잘 토한다
강점	땀흘리면 좋다	소화만 잘 되면 좋다	대변은 꼭 본다	소변이 엄청 잘 나온다
기질	소같다	사슴같다	말같다	호랑이같다
가치 기준	돈	지위	연애	술
사회생활	협상을 잘한다	잘 어루만져 준다	세상의 표준이고자 한다	이런들 어떠하며 저런들 어떠하리
이미지	욕심	무기력	자신만만	자유

※ 1번이 가장 많으면 태음인, 2번이 가장 많으면 소음인, 3번이 가장 많으면 소양인, 4번이 가장 많으면 태양인일 가능성이 높다. 이것은 어디까지나 확률이므로 정확한 진단은 전문가의 도움을 받는 것이 좋다.

참|고|문|헌

- 『체질따라 약이 되는 음식』 : 김달래 지음. 중앙생활사 1999
- 『한권으로 보는 중풍 동의보감』 : 김달래 지음. 중앙생활사 1999
- 『체질 다이어트』 : 김달래 지음. 중앙생활사 2001
- 『누구는 인삼먹고』 : 김달래 지음. 공간미디어 1996
- 『의방유취(醫方類聚)』 : 조선 세종 명 찬집, 간행. 한국 조선시대
- 『향약집성방(鄕藥集成方)』 : 조선 세종 명 찬집, 간행. 한국 조선시대
- 『중국약선양방(中國藥膳良方)』 : 서대문(書大文) 등 지음. 중국중의약출판사 1995
- 『수친양로신서(壽親養老新書)』 : 추현(鄒鉉) 지음. 중국 원나라.
- 『경험양방(經驗良方)』 : 추복(鄒福) 지음. 중국 명나라
- 『태평성혜방(太平聖惠方)』 : 진소우(陳昭遇) 왕회은(王懷隱) 지음. 중국 송나라
- 『신교만전방(神巧萬全方)』 : 유원빈(劉元賓) 지음. 중국 송나라
- 『천금방(千金方)』 : 손사막(孫思邈) 지음. 중국 당나라
- 『삼인방(三因方)』 : 진무택(陳無擇)지음. 중국 송나라
- 『준생팔전(遵生八箋)』 : 고렴(高濂)지음. 중국 명나라 1591
- 『주후방(肘後方)』 : 갈홍(葛洪) 지음. 중국 진나라
- 『본초강목(本草綱目)』 : 이시진(李時珍) 지음. 중국 명나라
- 『본초강목습유(本草綱目拾遺)』 : 조학민(趙學敏) 지음. 중국 청나라
- 『유문사친(儒門事親)』 : 장종정(張從政) 지음. 중국 금나라

- 『보제방(普濟方)』: 주정왕소(周定王橚) 지음. 중국 명나라
- 『의학입문(醫學入門)』: 이천(李梴) 지음. 중국 명나라
- 『고금의감(古今醫鑑)』: 공신(龔信) 지음. 중국 명나라
- 『만병회춘(萬病回春)』: 공신(龔信) 지음. 중국 명나라

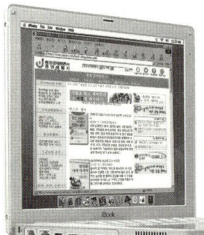

중앙생활사
중앙경제평론사

Joongang Life Publishing Co./Joongang Economy Publishing Co.

중앙생활사는 건강한 생활, 행복한 삶을 일군다는 신념 아래 설립된 건강 · 실용서 전문 출판사로서
치열한 생존경쟁에 심신이 지친 현대인에게 건강과 생활의 지혜를 주는 책을 발간하고 있습니다.

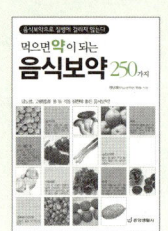

먹으면 약이 되는 음식보약 250가지

초판 1쇄 발행 | 2013년 1월 22일
초판 3쇄 발행 | 2015년 1월 5일

지은이 | 김달래(Dalrae Kim)
펴낸이 | 최점옥(Jeomog Choi)
펴낸곳 | 중앙생활사(Joongang Life Publishing Co.)

대   표 | 김용주
편   집 | 한옥수
기   획 | 이종무
디자인 | 조경미
마케팅 | 최기원
인터넷 | 김회승

출력 | 케이피알 종이 | 한솔PNS 인쇄 | 케이피알 제본 | 은정제책사

잘못된 책은 구입한 서점에서 교환해드립니다.
가격은 표지 뒷면에 있습니다.

ISBN 978-89-6141-102-8(13510)

등록 | 1999년 1월 16일 제2-2730호
주소 | ㉾ 100-826 서울시 중구 다산로20길 5(신당4동 340-128) 중앙빌딩
전화 | (02)2253-4463(代) 팩스 | (02)2253-7988
홈페이지 | www.japub.co.kr 블로그 | http://blog.naver.japub 이메일 | japub@naver.com
♣ 중앙생활사는 중앙경제평론사 · 중앙에듀북스와 자매회사입니다.

▶ 홈페이지에서 구입하시면 많은 혜택이 있습니다.

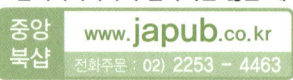

※ 이 도서의 국립중앙도서관 출판시도서목록(CIP)은 서지정보유통지원시스템 홈페이지(http://seoji.nl.go.kr)와
국가자료공동목록시스템(http://www.nl.go.kr/kolisnet)에서 이용하실 수 있습니다.(CIP제어번호: CIP2012005948)